杏林撷英
——老中医蒙定水医案录

主　审　蒙定水

主　编　黄修解　唐友明

副主编　蒙晓冰　黄金龙　郑景辉

编　委　（以拼音顺序为序）

黄金龙　黄秋兰　黄修解

黄薇莎　冷金连　林碧秀

蒙晓冰　彭启龙　谭　露

唐友明　王　萍　郑景辉

周永喜

中国中医药出版社

·北　京·

图书在版编目（CIP）数据

杏林撷英：老中医蒙定水医案录 / 黄修解，唐友明主编 . —北京：中国中医药出版社，2020.4（2020.6 重印）

ISBN 978-7-5132-5827-2

Ⅰ . ①杏…　Ⅱ . ①黄… ②唐…　Ⅲ . ①中医临床 – 经验 – 中国 – 现代

Ⅳ . ① R249.7

中国版本图书馆 CIP 数据核字 (2019) 第 239649 号

中国中医药出版社出版

北京经济技术开发区科创十三街 31 号院二区 8 号楼

邮政编码　100176

传真　010-64405750

印刷　三河市同力彩印有限公司

各地新华书店经销

开本 710×1000　1/16　印张 8.5　字数 131 千字

2020 年 4 月第 1 版　2020 年 6 月第 2 次印刷

书号　ISBN 978-7-5132-5827-2

定价　49.00 元

网址　www.cptcm.com

社 长 热 线　010-64405720

购 书 热 线　010-89535836

维 权 打 假　010-64405753

微信服务号　zgzyycbs

微商城网址　https：//kdt.im/LIdUGr

官 方 微 博　http：//e.weibo.com/cptcm

天猫旗舰店网址　https：//zgzyycbs.tmall.com

如有印装质量问题请与本社出版部联系（010-64405510）

序

　　自记事起，我记住了两句话，分别是：人是要有点精神的；老来得子金贵。前一句的含义是人是要有理想或要有志气的，后一句则为人到老年，意外收到好的结果，应该珍惜和爱护。我涉足中医临床四十余年，每天迎来送往，做着望、闻、问、切，理、法、方、药工作，平淡得像一杯清水。我有一个很多人都有的习惯，那就是记事，医生记什么事？医案而已。几十年下来，当案头上、书柜中堆满了笔记本时，我竟就有了把这些笔记变成医案集的冲动，而我的学生黄修解、黄金龙、唐友明、蒙晓冰亦有类似的想法，大家不谋而合。

　　黄修解、黄金龙先后成为我的研究生、我的学术思想继承人，并且我以共同培养的形式培养他们成为博士研究生。这两位学生目前已经成为教授、主任医师和中医临床骨干，他们热爱中医，学习努力，具有扎实的中医理论功底和丰富的临床工作经验。由他们牵头，把他们在跟师中的积累和我的这些未成文的案头随笔整理成医案集，我是十分高兴和赞成的。

　　时下，各类中医医案甚多，反映出国家对中医药事业的重视，也反映出中医人的不懈努力，从而成就了中医药领域百花齐放的动人局面。《杏林撷英——老中医蒙定水医案录》能跻身其中，是为幸事。想我师徒共事近二十年，朝夕相处，救死扶伤，师生互动，共同切磋，彼此间思想融通到了相当高的境界，说是"心有灵犀一点通"也一点不为过。弟子悟性甚高，基础理论坚实，行文准确中肯，其按语观如静水，无波无澜，阅后能回味于无尽之中。凡此，理应给读者有所启迪。

　　行文至此，又要重复序文开头两句话，人是要有点精神的，是人生态度，而学生有了这样的态度，我甚慰；老来得子金贵，是感悟，是我老之已至的时候看到医案付梓的感悟，其如老年得子，贵矣。谨此为序。

蒙定水

2019年9月16日

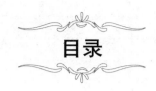

目录

1

医家小传

　　蒙定水教授，1951年出生于广西的一个小山村——横县莲塘镇杨彭村山平屯，此处背靠罗山顶，面朝长沙田，土地肥沃。但在中华人民共和国成立前此处信息封闭，思想落后，一直影响着当地的经济和文化。中华人民共和国成立初期亦未能从根本上脱离这种状态，当时麻疹、天花流行，尤以麻疹为甚。患麻疹在当地俗语称为"出纹"。蒙定水家中原本兄妹五人，他上有两位哥哥，下有弟弟、妹妹各一人。蒙定水的妹妹，小名九女，活泼可爱，聪明伶俐，是父母的掌上明珠，疼爱得不得了。儿时蒙定水和小他两岁的妹妹十分亲密，一起玩耍在乡间田野。可是天有不测风云，1957年前后，九女"出纹"，高热不退，面色不华，纹色暗红，不几天又见喘咳，呼吸困难，随后病情急剧恶化，没几日，始见口腔、鼻腔、脐眼流血，乡村郎中换了一位又一位，数日之后，病重不治，九女不幸在母亲怀抱中离去，年方五岁。现在看来九女应该是因麻疹合并肺部感染、心力衰竭、弥散性血管内凝血去世的。妹妹的不幸夭亡，对蒙定水幼小的心灵造成了沉重的打击。但人死不能复生，失妹之痛还是深切的。为什么妹妹会离开呢？难道真的没有其他办法挽救九女吗？蒙定水百思不得其解。

　　时至1958年，中华人民共和国正在扬帆起航，人民的生活水平与之前相比改善了很多，但群众的健康意识及医疗条件尚有不足。蒙定水的祖父有三兄弟，因在家族中依次排行七、八、九位，孩子们尊称他们为七公、八公、九公，蒙定水的祖父为八公。三兄弟均身体强健，地痞村霸亦怕他们几分。但他们的配偶身体大都较弱，其中九妈（九公之妻）最为可怜，弱不禁风。是年，九妈62岁，厄运不期而至。秋日一天，不知是不洁食物使然或是秋天寒邪入侵，九妈突然腹部剧痛，辗转不安，呻吟不止，随即呕吐，腹泻不止。几番折腾之后，九妈即汗出如油，气息如丝，乡里医生来诊，针灸、服药均无济于事，不出半日，九妈即撒手人寰。蒙教授之叔（九妈之儿子）从南宁搭车赶回老家时，九妈早已洗浴干净，寿衣入殓。举家痛哭，悲情难了。蒙定水目睹了悲剧的全部经过，不成熟的心中多了份想法，自己能否加把劲，努力学习，不说做医生也应该做一个有知识的人，认识世界、认识疾病。

蒙定水在初高中阶段经历了"文革"，虽然正常的工作学习秩序受到了干扰，但农家出身的蒙定水不为所动，以农民子弟特有的乡土气质和其本人与生具来的吃苦耐劳精神，默默地学习着。偶尔也有一些玩耍的想法，但九女之死、九妈不幸离世的情景历历在目。"好牛不用鞭打"，初高中六年，用蒙定水的话来说，"努力拼命，不敢有半点造次"。高中毕业时，蒙定水的语文、数学、理化成绩均在90分以上。这对一个身处动荡且又贫困加身的农村青年来说，是非常难能可贵的。

中学毕业后，蒙定水回到了农村，但心心念念继续读书。1972年是"文革"期间高校招生的第二年。那时进高校读书不用考试，只需选送，蒙定水的名字在选送名单内。大约是1972年5月至6月的一天，广西中医学院赵耀先老师约见了蒙定水，直截了当地征求他的意见，问他是否愿意学医，如愿意的话是想学中医还是想学西医。并且具体告诉他学西医就读的学校是广西百色高等医学专科学校，学中医就读的学校是广西中医学院。对于两个截然不同的医学体系，蒙定水自然是一头雾水，但是"学院"这两字的诱惑确实是太大了，那高耸的校门，深幽的校园，无一不散发着文化气息。而且置身于中医殿堂更接近家乡地气，更能和儿时记忆中九女、九妈之死联系在一起。因为她们当时恰恰没有服用中药治疗（现在回过头来看，以当时的条件，尽管服中药也未必能挽救她们的生命），于是蒙定水毅然选择了中医，成为广西中医学院七二级医疗系的一名学生。

1972年秋天，蒙定水进入广西中医学院学习，当时国家正在进行教育改革，高校缩短学制，连补习数、理、化文化课的时间算在一起，整个学习时间也就三年零六个月，这样短的时间要学完中医学院规划的全部课程，而且还要参加一年的临床实践，其困难可想而知。对这一时期的学生，老师不敢有太高的要求，有的学生抱有另外一种心态或学习态度，那就是敷衍，即得过且过。但这在蒙定水看来，选择不负责任的学习态度，无异于慢性自杀，和自己追求知识日后为民治病的想法是相违背的。于是蒙定水一头扎进书堆中，节假日有多少同学花前月下享受恋爱的甜蜜，而蒙定水却在苦读经典、背诵方歌。第一学期结束，讲授中医基础理论的李旭藩老师出了一道考试题，即命题论文"补脾好还是补肾好"。李老师希望同学们能够用所学的中医基础理论和有限的文献知识进行说理、讨论，以提高同学们的学习热情，也间接了解同学们的学习收获。蒙定水旁征博引，以不俗的语言风格和文字水平，写出了一篇论述性文章。文章大意是不偏颇补脾补肾，而是见虚补虚，既要重视先天，也不能忽视后天。说理有据，李老师阅完文章，认为蒙定水是可造之材，在全班同学交出的102份论文中蒙定水以96分的高分荣居榜首。

1974年8月，蒙定水回老家度暑假，刚好其大嫂生产，蒙定水喜添侄儿，时逢暑天，侄儿在褓褓中不慎感受暑热之邪，身热不退，体温达39.8℃。打针服药，体温虽稍能下降，但旋即又升高如初。蒙定水查看侄儿，面红高热，息粗，舌红苔黄干，脉洪数，指纹风关气关同见色红，病为暑热犯体，病位在太阳阳明经。蒙定水以初学者的勇气为侄儿试投了"银翘白虎汤"，仅灌服一剂，侄儿汗出，体温下降至38℃，次日复投2剂，体温再逐步下降，不再烦躁，两天后体温正常，身体康复。初试即验，蒙定水不仅对中医有了新的认识，而且对自己学习中医多了一份自信。俗语说："刀快不砍自身柄。"意思就是医术再好的医生也很难诊治家人的疾病，因为太亲近了，容易患得患失，对亲人的病情很难诊查到位。但蒙定水没有这样的想法，用他的话来说，"练摊的时候也出过几回彩"，而在亲人身上并不少见。

1975年6月，家人打电话给蒙定水，说祖母病危，要他回去看一下，而且越快越好，晚了恐怕就不行了。接到电话，蒙定水马上到汽车站买票乘车径直回家。他到家一看，八十多岁的祖母躺在床上，全身冰冷，汗出如油，脉搏快而弱，几乎不能说话了。经了解，才知道祖母呕吐腹泻已经近一天了，再看舌象，舌质淡，苔厚稍腻而干。这属于西医学中的急性肠炎、失水性休克，中医学中的泄泻，湿困脾胃并发脱证（气阴两脱）。此时，送医院来不及了，蒙定水考虑片刻，决定在家自行诊疗。他立即赶到村里的医疗站，取回葡萄糖盐水以及氯化钾，配伍两剂以藿香正气散方为底的中药方，意为以现代医学之法来增液固脱，以中药藿香正气散来化湿和胃。治疗后2小时，祖母汗出减少了，脉搏逐渐有力，且腹痛腹泻也减轻了，也不再呕吐，并且有了患病后的第一次小便。两天后，祖母基本痊愈，能自行进食和下床活动了，祖母拉着孙子的手说："送你学医，值了，很值了。"

1976年，因学习成绩优异，蒙定水毕业留校。留校工作无疑为蒙定水提供了一个更广阔的学习和实践的舞台。经过长期的临床实践，蒙定水感到个人的知识和临床有很大的局限性，他渴望有机会走出广西中医学院，到外地寻找名家学习。机会终于来了，1985年5月，时任广西中医学院第二附属医院院长陈淦清找到蒙定水，问其是否愿意外出进修学习，蒙定水不假思索做了肯定的回答。是年6月，蒙定水终于坐上了火车，远到上海中医学院附属龙华医院进修学习。龙华医院是一所传统的中医医院，那里有浓郁的中医文化氛围和深厚的中医文化底蕴，有着与时代共同辉煌的中医名家，如吴圣农等。在这家散发着中药芳香的医院里，蒙定水如饥似渴地学习着。他在跟随吴圣农临证时，听到吴老说的最多的一句话就是："有胃气则生，无胃气则死。"虽然和经典上说的一致，但看到吴老以健脾养胃的处方救治了不少重危病人时，才体会到经典所说并非泛泛之言。在龙华医院，蒙定水不光用心汲取中医的精华，也向经验丰富的西医医生学习。学习他们诊断疾病的技巧和方法，学习他们细致入微观察病情的方法。在这段学习期间，蒙定水救治了一个急诊病人，使他在该院小有名气。在龙华医院学习3个月后，蒙定水便被安排到急诊科单独值班。医院急诊患者多，急诊科内有30多张留观病床，这些留观床上躺满了各个科的重危患者，每天两名急诊医师值班，其中一人的主要任务就是负责诊查这批留观的30余位患者。有一晚，蒙定水诊查到一位糖尿病留观患者，该患者生命体征大致正常，但深度昏迷，身冷，汗出。蒙定水考虑到其意识障碍应该与血糖偏高或偏低有关，而且低血糖昏迷可能性偏大。此时他立即查病人的血糖，结果令人大吃一惊，血糖低至1.2mmol/L。患者是低血糖重症，经注射葡萄糖后，渐渐转危为安。但引起低血糖的原因在哪里？患者当时所输入的液体成分和胰岛素的量都是经过严格计算的，当班护士也都完全按医嘱给药。经了解，病人用的是进口胰岛素，蒙定水找来药品说明细读，发现进口胰岛素含量和国产的比量是翻倍的，同等容量的药液，胰岛素的量即翻倍。蒙定水立即把这一情况和护理组进行交流，避免了重复事件的发生。当时整个医院都传开了这件事，都说广西来了一位进修生，学习认真，工作细致，难得。在上海龙华医院的学习历时一年，使蒙定水再次认识了中医养脾胃补后天的重要性，也学习了西医详细诊治的方法。这些收获，都为蒙定水日后临床实践提供了指导和借鉴。

在长期的医疗实践中，蒙定水善于思考和摸索，也善于接受前人的经验，更善于总结个人在实践中的心得体会与教训。在蒙定水看来，大凡诊疗疾病，都有急慢两个不同阶段，急性阶段，病情凶险，要尽快做出判断和确定治疗方案，以免危及生命。但蒙定水更重视在疾病缓解阶段的调理和防治，把急性事件的发生有效地控制下来后，再对病人做出进一步治疗。而在疾病缓解期的治疗中，蒙定水又十分重视对脾胃的呵护和调理，他认为：先天之精，耗一点就少一点，如果没有后天之精供养和补充，先天之精是不能维系太久的。当然后天水谷精微的吸收和转化，也有赖生命元阳的温煦，这是两个相辅相成的生命元素，孰轻孰重，全靠个人临证变通。

如蒙老遇到的一名患者，广西中医药大学体育部教授的父亲，年逾七旬，就诊前3天突然脐周胀痛，阵发性加重，呕吐不能进食，腹胀难忍，大便不通，矢气少，近两天出现低热，口干，口苦。查体见腹胀、痛而拒按，左中下腹触及团块物，舌红，苔黄燥而干。X线提示腹部多处气液平面。西医诊断：不完全性肠梗阻（查因），中医诊断：腹痛（湿热蕴结，腑气不通）。经讨论有三种治疗方案：一是手术治疗；二是使用抗生素输液治疗；三是中医通腑行气与输液增液。经家属商量，采用第三种方法。蒙老用大黄100克水煎300毫升，液体保留灌肠；大承气汤一剂水煎成200毫升，分二次内服，同时进行输液、电解质及能量支持等。用药后两小时，病人便意频频，解出团块样硬便盈盘，腹痛明显减轻，次日精神继续好转，腹痛消失，腹胀减轻，左下腹块状物消失，舌苔转白有津，脉象平和，再以参苓白术散三剂善后。这例不完全性肠梗阻，为粪石所致，已有肠源性毒素吸收，感染性休克早期之危候，《伤寒论》急下存阴证悉具，因诊断明确，治疗思路清楚，故药到病除。

蒙老主要从事心脑血管疾病和老年病的中医防治，在这一专业领域内积累了丰富经验。在治疗过程中蒙定水教授十分注重对后天脾胃的呵护及调养，认为有后天即可充养先天，也可以濡养五脏六腑、四肢百骸。在蒙定水看来，后天怎么重视都不为过，健脾养胃的治疗方法，可以是对脾胃疾病本身，也可以为他脏之病而设。如患者李某，男，58岁，烧卤店老板，因胸骨后及左胸部发作性憋闷疼痛3个月就诊。查体：形体肥胖，舌胖苔厚白腻，脉弦滑。入院后诊断为冠心病不稳定型心绞痛，冠脉造影示冠脉三支病变，狭窄均在90%以上。一次性置入永久性支架六枚，置入支架后，患者胸骨后疼痛诸症顿减，但身重、胸闷、腹胀、大便软溏等一系列湿浊内阻之证依旧存在。患者因长期嗜食肥甘厚腻，血脂代谢紊乱。蒙老认为患者血脂乃脉络内之痰，久之必痰瘀互结。患者虽为痰浊内阻证，但实质是油脂纳入太多，脾失健运，故除湿必先健脾，脾健才能祛湿。于是投四君子汤、参苓白术散、二陈汤、半夏白术天麻汤等加减，做成膏方长期调治。经治年余，体重有所下降，胸闷腹胀基本消失，舌转淡、苔薄白，脉弦稍缓，查血脂相关指标正常，冠脉造影复查，血流通畅，支架畅通。

蒙老从事的是老年心脑血管疾病的中医防治研究，认为后天的补充及脾胃功能的恢复，在某些疾病或疾病的某些阶段实在是太重要了，为了达到这一目的，蒙老经常变被动为主动，常借助现代医学的某些方法、手段和措施来协助中医治疗从而达到目的。用蒙老的话来说，这也是中西医结合。

如患者叶某，男，92岁，3年前患脑梗死，出现延髓麻痹，咽反射减弱，吞咽障碍。同时患有慢性支气管炎、阻塞性肺疾病。自患脑梗死后，患者每每进食后呛咳，气喘，发热，经多家医院诊治，有时症状或能缓解，但经常复发，每次发病过程及主要症状、体征基本一致。患者形体瘦弱、面色㿠白，神清，语气低微，时有咳嗽，痰白而黏，尿清而频，大便干结，数日一行，双下肢凹陷性水肿，舌淡苔薄白，脉细无力，脑CT示双侧颞叶梗塞软化灶，肺CT示双肺炎症，考虑坠积性肺炎。中医诊断为中风后遗症（肺脾两虚，痰湿蕴肺）。蒙老认为诊断是明确的，西医的治疗方法几乎全用完了，但中医应该还是有药可用的。问题在于患者咽反射较弱，吞咽障碍，且长期摄入不足，患者的胃肠功能减弱，脾胃运化功能更差。蒙教授拟方，以四君子汤、生脉饮、清金化痰汤相互出入，煎成汤剂备用，同时以纤维胃镜把空肠管置入胃内，再利用胃蠕动的原理，让空肠管漂到空肠内固定。此后，在较长时间内，以健脾化痰的中药和胃肠营养液从空肠管内滴入，经几个月的治疗，患者病情稳定，精神好转，营养状况改善，体重增加，吞咽时的咳嗽、气喘和发热现象明显减少，出院前已把空肠管拔除。出院后随访半年，患者病情稳定，在家中安养。

蒙老从医四十余年，十分注意处理医生和患者及患者家属的关系，他本人和他领导的科室很少有医疗纠纷和医疗事故发生。蒙老认为，杜绝和减少医疗纠纷，要从三个环节上做好工作。一是有良好的医疗技术，能及时正确诊断和治疗疾病，并对疾病的发展做出正确的评估。二是要有优良的服务态度，而其中最主要的是换位思考，如果我是患者或者患者家属，我最希望医生做什么，那就是好的医疗服务。蒙老认为医疗服务必须是到位的，发自内心的，而不能流于形式。三是与患者及家属做好沟通工作，即通常所说的解释工作。把自己放在和患者及家属平等位置上进行沟通，这是十分重要的。如患者胡某，男，86岁，冠心病心绞痛发作入院。入院后进行检查，发现患者血压高，心脏大，心动过缓，心电图提示心肌缺血，心脏彩超提示左心室节段性运动障碍。入院后经治疗，患者心绞痛症状消失，心率增加。考虑到患者年龄偏大，心肌缺血严重，蒙老给患者及家属提建议，进行心脏冠脉造影，必要时支架植入治疗，然后在较长时间内可选择中医药治疗，否则病人有心源性猝死的可能。但患者及家属以年龄偏大为由，未听劝告，坚持内科保守治疗，患者最终在入院后1周病情恶化去世。对于这个结果，患者家属始料未及，开始难以接受。但由于蒙老在之前的说理、解释、劝告，患者家属觉得于情于理都应该接受这一事实。临走时，家属不仅没有提出其他异议，反而连声感激。类似例子，蒙老从医四十年经历中不胜枚举。

这就是名老中医蒙定水，他以淳朴的医德、精湛的中医技术和对病人极端负责的精神，在八桂大地上继续为广大病友服务。

第一章 肺系病证

中医学认为，肺居胸中，上连气道、喉咙，开窍于鼻，合称肺系。肺在体合皮，其华在毛，又称外合皮毛。故风、寒、燥、热之邪易由口鼻、皮毛而入侵者，每多首先犯肺。同时，亦因肺居胸中，其位置最高，覆盖五脏之上，其气贯百脉而通他脏，故内伤诸因，除肺脏自病外，他脏有病亦可影响到肺。因此，肺系疾病的病因有外感和内伤两大类。主要病理变化为肺失宣降。病理性质有虚实两端：实证多由风、寒、燥、热等外邪袭肺或因痰饮停聚于肺而发病；虚证多因久病咳喘，或他脏病变累及于肺，导致肺气虚或肺阴虚而发病。

第一节 感冒

感冒是感受触冒六淫外邪，导致邪犯肺卫，卫表不和的常见外感疾病，临床以鼻塞、流涕、喷嚏、咳嗽、头痛、恶寒、发热、全身不适、脉浮为临床特点。

一、风寒感冒

郭某，女，36岁，公务员。

初诊日期：2013年12月3日。

主诉：鼻塞、流涕、头痛1天。

刻下见：鼻塞声重，喷嚏，时流清涕，咽痒，轻咳嗽，少痰，恶寒发热，无汗，头痛，肢体酸痛。纳寐可，二便调。舌质淡红，苔薄白，脉浮紧。

治法：辛温解表，宣肺散寒。

处方：荆防败毒散化裁。

药物：荆芥10克，防风10克，生姜10克，茯苓10克，川芎10克，羌活

10克，独活10克，前胡10克，柴胡10克，枳壳10克，桔梗10克，紫苏叶10克，杏仁10克，炙甘草6克。2剂，每日1剂，水煎服，浓缩至200毫升，早晚各服1次。

复诊：2013年12月5日。自述服上药两剂后，鼻塞、喷嚏、清涕、咽痒明显好转，已无恶寒发热，头痛及全身酸痛消失。仍有轻咳嗽，少痰，纳寐可，二便调，舌质淡，苔薄白，脉浮紧。守上方去荆芥、防风，加枇杷叶10克、贝母10克，再进两剂，疾病痊愈。

按语：风寒感冒系指患者感受风寒之邪，风寒犯表，肺气失宣，故见鼻塞声重、流清涕、喷嚏、咽痒、咳嗽；风寒之邪外束肌表，卫阳被遏，故见恶寒发热，无汗；清阳不展，络脉失和，则头痛、肢体酸痛；舌质淡红，苔薄白，脉浮紧皆为表寒之象。荆芥、防风、生姜辛温散寒；柴胡解表退热；川芎散风活血治头痛；前胡、枳壳、桔梗、杏仁、茯苓、紫苏叶、炙甘草宣肺理气、化痰止咳；羌活、独活祛风散寒，为治疗肢体疼痛之妙药。诸药合用，共奏辛温解表、宣肺散寒之功。

二、风热感冒

韦某，男，23岁，在校大学生。

初诊日期：2014年6月6日。

主诉：头痛、鼻塞、流涕2天。

刻下见：鼻塞浊涕，咽干口渴，发热，微恶寒，汗出不畅，咳嗽，痰黄黏稠，纳寐可，二便调。舌质红，苔薄黄，脉浮数。

治法：辛凉解表，清肺透邪。

处方：银翘散加味。

药物：金银花15克，连翘15克，黄芩10克，苦桔梗10克，牛蒡子10克，薄荷10克，淡豆豉10克，荆芥穗6克。上方3剂，每日1剂，加芦根10克，水煎服，浓缩至200毫升，早晚各服1次。

复诊：2014年6月9日。自述服上药两剂后诸症好转，已无恶寒发热，仍有轻咳嗽，咳痰，纳寐可，二便调，舌质淡，苔薄黄，脉弦。守上方去荆芥穗、牛蒡子，加半夏10克、竹茹10克，再进两剂，疾病痊愈。

按语：风热感冒系指感受风热之邪，风热犯表，肺气失宣，故见发热、微恶寒、咳嗽；外邪束表，卫气被郁，开合失司，则见汗出不畅；风热蕴结成毒侵袭肺系门户，热邪伤津，则鼻塞浊涕，咽干口渴；舌红苔黄，脉浮数皆为表热之象。银花、连翘、黄芩疏散风热、清热解毒；薄荷、桔梗、牛蒡子宣肃肺气而止咳利咽，兼清利头目；荆芥穗、淡豆豉解表散邪；加芦根生津止渴。诸药合用，风热之邪得除。

三、体虚感冒

覃某，男，32岁。

初诊日期：2016年3月17日。

主诉：鼻塞、流涕1月余。

刻下见：反复出现鼻塞、流涕1月余，时轻时重，伴气短、乏力，恶寒，纳差，便溏，舌苔薄白，齿痕重，脉细弱无力。

治法：疏散风寒，健脾益肺。

处方：四君子汤加疏散风寒方药。

药物：党参15克，白术10克，茯苓18克，桔梗9克，细辛3克，白芷8克，防风10克，炙甘草6克。共7剂，日服1剂，水煎饭后服。

复诊：2016年3月24日。自述服药1周，鼻塞、流涕等症状基本消失，再服补中益气丸1月，再复诊时已痊愈。

按语：患者平素经常感冒，体质较弱，单按风寒感冒治疗，治标不治本，故反反复复，迁延难愈，当属体虚感冒，辨证为脾肺两虚、风寒袭表。风寒感冒表证，故见恶寒、鼻塞、流涕；脾肺两虚，而见气短乏力、纳差；脾虚不运，津液输布失常，则见便溏、齿痕舌。方予四君子汤补气健脾，加桔梗、细辛、白芷、防风疏风散寒。

第二节　咳嗽

咳嗽是指肺失宣降，肺气上逆作声，咳吐痰液。分别言之，有声无痰为咳，有痰无声为嗽，一般多为痰声并见，难以截然分开，故以咳嗽并称。

一、风热犯肺证

张某，男，42岁。

初诊日期：2018年7月19日。

主诉：咳嗽、咳泡沫痰半月余。

刻下见：咳嗽，咳痰，泡沫痰，咽干，口不渴，睡眠差，多梦，纳可，小便黄，大便稀，舌淡红，体胖，苔白略腻，脉沉滑数。

治法：疏散风热，宣肺止咳。

处方：桑菊饮合止嗽散加减。

药物：桑叶30克，菊花12克，桔梗10克，连翘10克，杏仁10克，薄荷6克，芦根30克，炙甘草6克，前胡10克，紫菀10克，紫苏子10克，荆芥穗10克，枇杷叶10克，姜半夏10克，陈皮10克。共5剂，日服1剂，水煎饭后服。

复诊：2018年7月24日。自述服上药后咳嗽明显减轻，继续守方加减，调服1月后好转，随访1月未发。

按语：《温病条辨·上焦》曰："太阴风温，但咳，身不甚热，微渴者，辛凉轻剂桑菊饮主之。咳，热伤肺络也。身不甚热，病不重也。渴而微，热不甚也。恐病轻药重，故另立轻剂方。"本案患者身不甚热，咽干微渴，乃余邪未尽，治疗当以疏风散热、宣肺止咳，以桑菊饮为主方。肺为娇脏，药物不宜过寒过热，故合止嗽散加减。桑叶、菊花、连翘、薄荷疏散风热，宣肺热而止咳嗽；杏仁、桔梗宣降肺气而止咳；前胡、紫菀、紫苏子、枇杷叶、姜半夏、陈皮等止咳化痰。诸药合用，而行疏散风热、宣肺止咳之功。

二、痰热郁肺证

赵某，女，62岁。

初诊日期：2018年7月28日。

主诉：咳嗽、痰黏半月余。

刻下见：咳嗽、吐黄白色黏痰，量多，晨起更甚，胸闷气短，口干而苦，头痛，小便稍黄，大便干，舌红，苔薄黄，脉弦滑。

治法：清热肃肺，豁痰止咳。

处方：清金化痰汤加减。

药物：全瓜蒌30克，黄芩10克，杏仁10克，枳壳10克，枇杷叶10克，半夏10克，陈皮10克，桑叶15克，茯苓15克，鱼腥草20克，前胡15克，胆南星6克。共3剂，日服1剂，水煎饭后服。

复诊：2018年7月30日。自述服上药后，诸症明显减轻，继续守方加减。

药用：全瓜蒌15克，黄芩10克，杏仁10克，枳壳10克，枇杷叶10克，半夏10克，陈皮10克，桑叶15克，天花粉10克，鱼腥草20克，前胡15克，胆南星6克。再服7剂。半月后随访诉疾病已痊愈。

按语：本案患者系外感风寒之邪，入里化热，热灼津为痰，痰热壅肺，肺失清肃所致，治疗当以清热肃肺，豁痰止咳，方予清金化痰汤加减。方中瓜蒌、胆南星清热豁痰；黄芩清上焦肺热；杏仁、枳壳、陈皮、枇杷叶下气止咳；半夏、鱼腥草、茯苓清气化痰；加桑叶宣散风热。诸药合用，使热清痰消而病除。

三、风寒闭肺，化热伤津证

张某，男，87岁。

初诊日期：2016年3月14日。

主诉：变应性鼻炎20余年，感冒1周余。

刻下见：咳嗽无痰，喷嚏频发，恶寒。前医投大剂量抗生素1周余，病情日趋加重。现喉痒，咳嗽频作，痰黏，口鼻干而口渴引饮，乏力，纳一般，大便干而难下，多日未解大便，尿微黄，舌红，苔黄腻，脉浮滑。

治法：清热宣肺，降气通便。

处方：清燥救肺汤和麻子仁丸加减。

药物：火麻仁10克，玉竹10克，天花粉10克，姜厚朴3克，熟地黄10克，黄芪10克，枳壳（麸炒）6克，杏仁10克，郁李仁10克，甘草3克，党参10克，青皮6克。共7剂，日1剂，水煎饭后服。

复诊：2016年3月21日。自述食纳转好，大便较前易解，但鼻涕黄黏偶带血，余症如前。证属痰热，热象偏重，故在原方基础上加重清肺热之味。

药用：黄芩6克，玉竹10克，天花粉10克，姜厚朴3克，熟地黄10克，黄芪10克，枳壳（麸炒）6克，郁李仁10克，甘草3克，党参10克，陈皮6克，杏仁10克。再进6剂，药尽诸症悉除。

按语： 此案本为风寒闭肺，后因大剂量抗生素的使用，致使风寒客肺不解，郁而化火，灼津成痰，痰火互结而引发宿疾，故见咳嗽喉痒、口鼻干；患者属阴虚体质，且痰火搏结，故大便干结难下，且大便多日未行，急当泻热通便，但患者年事已高，不宜峻猛，当缓下。方中火麻仁、郁李仁、青皮、枳壳润肠通便消滞；党参、黄芪、熟地黄、玉竹益气养阴；姜厚朴理气平喘。诸药合用，大便行，痰热去则咳自止。

四、肺阴亏虚证

肖某，女，63岁。

初诊日期：2015年10月13日。

主诉：反复咳嗽、咳痰、气喘4年余。

刻下见：外感后咳嗽咳痰，气喘，偶有浓痰及咯血，舌红，苔薄白，脉沉细。

治法：滋阴润肺。

处方：沙参麦冬汤加减。

药物：北沙参30克，麦冬20克，白扁豆20克，黄芩10克，玄胡10克，玄参10克，菊花10克，蝉蜕6克，射干10克，炙甘草6克。共7剂，日服1剂，水煎饭后服。

复诊：2015年10月20日。自述服药后症状明显改善，但口干，喉间不适，继续守方加减。药用：北沙参30克，麦冬20克，白扁豆20克，玉竹10克，黄芩10克，玄胡10克，玄参10克，蝉蜕6克，射干10克，炙甘草6克。再进14剂，随访1月，诸症皆除。

按语： 本案患者反复咳嗽、咳痰、气喘4年，久病耗气伤阴，复又感外邪，正气不足，无力驱邪外出，邪恋于肺，迁延不愈；肺为娇脏，喜润恶燥，肺病日久，致肺阴不足而失于濡润，故当以滋阴润肺，同时加清内热之药驱邪外达。方中麦冬、沙参宣肺益胃生津；玉竹、玄参生津润燥；黄芩、玄胡清宣燥热；白扁豆健脾补气；蝉蜕、射干利咽开音；甘草为使，调和诸药。全方合用有清养肺胃，生津润燥之功。

第三节 哮病

哮病是一种发作性的痰鸣气喘疾患，痰伏于肺，每因外邪侵袭、饮食不当、情志刺激、体虚劳倦等诱因引动而触发，以致痰壅气道，肺气宣降功能失常。发时喉中有哮鸣声，呼吸气促困难，甚则喘息不能平卧。

一、风寒外束，痰热内阻证

莫某，女，10岁，学生。

初诊日期：2012年8月27日。

主诉：反复喘咳8年，再发加重3天。

刻下见：咳喘，喉中痰鸣，胸闷憋气，头晕，纳食尚可，二便自调。舌质红，舌苔薄白稍腻，脉滑数。

治法：宣肺平喘，化痰止咳。

处方：定喘汤加减。

药物：炙麻黄3克，射干6克，杏仁10克，紫苏子10克，法半夏10克，陈皮6克，茯苓10克，生甘草3克，白果6克，款冬花10克，紫菀10克，黄芩6克。上方4剂，水煎服，忌食生冷辛辣油腻之品，慎避风寒。

复诊：2012年8月30日。药后喘咳减少，咳痰少，无其他不适。继守原方化裁，连进10剂，喘咳平息。3个月后又发一次，原方再投7剂而诸症又平。半年后学校门口遇见其母，诉至今未发。

按语：患儿体胖多痰，身患哮喘今又感寒，致使肺气失宣，引发喘咳痰鸣、胸闷憋气诸症。证属风寒外束，痰热内阻。治疗当以宣肺降气，化痰平喘，故以定喘汤加减进剂。方中麻黄辛温宣肺散邪以平喘；白果涩平敛肺定喘而祛痰；射干苦宣清热消痰而降痰鸣；三药合用，辛散中有涩敛，温宣中有清降，可收散风寒祛寒热，宣散肺气而又不耗伤肺气之功效。紫苏子、杏仁、半夏、茯苓、陈皮、甘草、紫菀、款冬花降气平喘、化痰止咳；黄芩清泄肺热。诸药合用，肺气得宣，痰热得清，风寒得散，喘咳痰鸣诸证自除。

二、痰蒙神窍证

何某，女，20岁，在职员工。

初诊日期：2012年9月20日。

主诉：发热4天，加重伴咳嗽胸痛1天。

刻下见：持续发热，呼吸急促汗多，咳嗽痰黏黄稠。9月28日病情突然加重，全身乏力汗出如珠，继则心跳骤停，经积极抢救后心跳呼吸恢复，神志昏迷。舌质红，舌苔薄白稍腻，脉滑数。

治法：清热泻肺，平肝息风。

处方：生脉散合白虎汤合清金化痰汤加减。

药物：西洋参10克，麦冬12克，生石膏30克，石菖蒲10克，生龙骨20克，牡蛎20克，知母10克，远志6克，天竺黄10克，鱼腥草20克，黄芩15克，甘草6克，葶苈子12克，天花粉15克，全瓜蒌15克。上方5剂，每剂分两次服用。另：羚羊角粉0.6克，化饲，每日2次；安宫牛黄丸（北京同仁堂产）1粒，每日2次；鲜竹沥液20毫升，每日2次。

二诊：2012年9月25日。患者仍身热不退，神志欠清，面色苍白，四肢逆冷，呼吸急促，咳嗽时作，汗多，四肢拘挛，舌质红苔黄腻，脉细数。辨证为：痰热闭肺，毒陷心包，正虚均脱。当继予清肺化痰，开窍醒神，益气养阴固脱为法。处方：西洋参10克，麦冬12克，玉竹12克，沙参12克，知母12克，生龙骨20克，生牡蛎20克，黄芩10克，鱼腥草20克，金荞麦根25克，桑白皮10克，葶苈子12克，天竺黄10克，天花粉15克，全瓜蒌15克，青蒿20克，金银花20克，连翘12克，竹叶20克，石菖蒲10克，丹参10克。上方5剂，水煎服，每日1剂，分两次服。另：羚羊角粉0.6克，化饲，每日2次；安宫牛黄丸1粒，每日1次；鲜竹沥液20毫升，每日3次。

三诊：2012年9月30日。经上述治疗后，体温逐渐下降，汗出减少，面色转红，四肢转温，神志稍清，呼之有反应，仍时有抽搐拘挛，舌苔腻稍化，脉细数。药治有效，病有转机，宜守法再服。遂守9月25日方加生石决明30克，黄连3克，地龙10克，共10剂，水煎服每日1剂，分两次服。另：羚羊角粉0.6克，化饲，每日2次；安宫牛黄丸1粒，每日1次。

四诊：2012年10月10日。神志基本转清，体温恢复正常，汗出不多，痰量明显转少，肢体拘挛，舌红苔黄腻，脉弦滑。辨证为闭象已开，脱象已固，肺家痰热未清，肝风未平，治宜击鼓再进。处方：西洋参10克，麦冬12克，玉竹12克，知母12克，生龙骨20克，生牡蛎20克，石决明30克，地龙10克，黄芩10克，鱼腥草15克，金荞麦根30克，桑白皮15克，葶苈子10克，天竺黄10克，天花粉15克，全瓜蒌15克，玉竹12克，沙参12克，丹参10克。上方7剂，水煎服，每日1剂分两次服。另：羚羊粉0.6克，化饲，每日2次；鲜竹沥液20毫升，每日3次。

五诊：2012年10月17日。病情逐渐改善，身热未起，神志清楚，对答切题，反应灵活，呼吸平稳，喉中已无痰鸣，但仍有咳嗽，咳痰汗出少，进食少量流汁饮食，口干口渴，时有烦躁，四肢拘挛明显好转，腹部胀气，大便尚调或形，舌质红，苔少色黄，脉滑数。辨证为内闭外脱现象缓解，痰热郁肺未净，肝风未能平息，阴津耗伤未复。仍当益气养阴，清肺化痰，平肝息风。处方：生地黄15克，玄参12克，川黄连5克，赤芍10克，阿胶10克，黄芩10克，鱼腥草30克，金荞麦根30克，天竺黄10克，郁金10克，石决明30克，钩藤10克，广地龙10克，僵蚕10克，丹参10克。上方7剂，水煎服，每日1剂，分两次服。另：羚羊粉0.6克，化饲，每日2次；鲜竹沥液20毫升，每日3次。

六诊：2012年10月24日。神志清楚，表情较好，对答如流，四肢稍拘挛，舌质红，苔稍黄，脉滑数。辨证为气阴耗伤未复，痰热郁肺未清，阴虚风动之象未解。治当益气养阴，清化痰热，平肝息风。处方：继守10月17日之处方，加生龙骨，生牡蛎各20克。上方再投7剂，每日1剂，分两次服。1周后随访，患者疾病告愈，准备出院。

按语： 肺炎是临床常见病，根据其临床证候特征，当属于中医肺系疾病之喘咳痰蒙神窍证。本案患者因痰热壅盛，闭塞肺气，内陷心包，引动肝风，伤阴耗气，而致内闭外脱。治疗以扶正固脱、清化痰热、平肝息风、开窍醒神，数法复合并投。本病案病例诊断为温病——风温。由痰热壅盛闭塞肺气，内陷心包，引动肝风，伤阴耗气，而致内闭外脱，表现为高热、神昏痉厥、喘脱等多证相叠，病情极为凶险。故治疗以扶正固脱、清化痰热、平肝息风、开窍醒神，数法复合并投，从多环节协同增效，以冀脱固、窍开、热清、风定、喘平。详析几诊，初时重在取麦参龙牡白虎及黄芩、天竺黄、鱼腥草、葶苈子、全瓜蒌、石菖蒲、远志等清热化痰、开闭固脱，并加清心开窍、息风化痰、开闭固脱，如安宫牛黄丸，羚羊粉等急救之品。二诊时热毒仍盛，且有正气外脱之势，故加清透之力，祛邪以防脱，故加用金银花、连翘、淡竹叶、青蒿等药，使鸱张之势得以遏制，外脱之正气得以顾护，峰回路转，令人振奋。继予清化固脱、开窍息风，使危候基本缓解，窍机渐开，脱象得固，邪热之势渐缓，身热渐平，神志已清。而痰热、肝风、气阴受损成为主要矛盾，遂在原方中减去清热之品，加重平肝息风、清化痰热、补益气阴之力，使病情继续稳定好转而得以康复。

三、肺肾两虚证

朱某，女，80岁。

初诊日期：2019年1月18日。

主诉：反复喘咳17余年，加重3天。

刻下见：短气息促，动则更甚，吸气不利，咳痰质黏起沫，耳鸣，心慌，腰痛腿软，潮热，舌偏红，苔白，脉沉细。

治法：补肺益肾，降气化痰。

处方：生脉地黄汤合金水六君煎。

药物：北五味子12克，麦冬12克，枸杞子10克，浮小麦12克，黄芪12克，白术12克，地骨皮10克，法半夏10克，紫苏子12克，蜜麻黄6克，枇杷叶10克，炙甘草10克。共6剂，每日1剂，水煎饭后服。

复诊：2019年1月24日。自述服上药喘息气促较前减轻，呼吸困难较前好转，仍觉潮热，盗汗较前好转。继续原方化裁，药用：北五味子12克，麦冬12克，枸杞子10克，浮小麦10克，黄芪12克，白术12克，地骨皮10克，天冬10克，紫苏子12克，枇杷叶10克，炙甘草10克。共7剂，每日1剂，水煎饭后服。7剂后诸症较前减轻，予人参蛤蚧散补肾益肺。1月后再次复诊，诉诸症好转，偶有咳嗽。

按语：肺为气之主，肾为气之根，喘咳日久，肺虚及肾，正气耗伤，发为肺肾两虚。肾的精气不足，气不能下归于肾，肺气久虚，损及肾气而致肾不纳气，则出现咳嗽、气喘；肾虚阴精不能上承，则短气、腰酸腿软、耳鸣。

方中五味子、麦冬、浮小麦益气生津，敛阴止汗；黄芪、白术健脾益气；蜜麻黄、枇杷叶滋阴润肺，止咳平喘；紫苏子、法半夏降逆止咳平喘；枸杞子、地骨皮补肾益肺，清虚热。

四、痰气阻肺证

覃某，男，47岁。

初诊日期：2015年1月27日。

主诉：反复咳喘半年，再发加重3天。

刻下见：咳喘，喘急胸满，咽喉不利，痰少色白，二便如常，舌偏红，苔微黄而腻，脉沉滑。

治法：宣降肺气，化痰止咳平喘。

处方：射干麻黄汤合温胆汤加减。

药物：射干6克，炙麻黄6克，法半夏10克，紫菀12克，款冬花10克，杏仁10克，紫苏子10克，茯苓15克，竹茹6克，枳壳6克。共3剂，每日1剂，水煎服。

二诊：2015年1月30日。自述服药后喘咳略减，但仍胸闷，有痰，且尿黄，舌红苔黄腻，脉沉滑。证属痰热阻肺，予桑白皮汤加减。药用：桑白皮10克，黄芩10克，浙贝母10克，竹茹10克，枳壳10克，前胡10克，紫苏子10克，杏仁10克，紫菀12克，陈皮6克。共6剂，每日1剂，水煎饭后服。

三诊：2015年2月5日。自述服药后咳喘继续减轻，胸闷渐消，余症均减轻，仍以上方续进7剂。1月后诉病愈，随访半年未复发。

按语：本案初为痰气阻肺，肺失宣降，舌偏红，苔微黄，热象不明显，方投射干麻黄汤合温胆汤化裁，宣肺降气，化痰平喘。药多宣降，麻黄、射干宣肺平喘，化痰利咽；紫菀、款冬花、半夏、紫苏子、杏仁化痰降逆止咳；再加枳壳理气宽中，竹茹清痰热。二诊见尿黄，舌苔黄腻，或痰阻郁而化热，或本有内热，故予清热化痰、止咳平喘方——桑白皮汤加减。药用桑白皮、黄芩、竹茹、浙贝母、枳壳等清泻肺热，化痰降气。药随证变，药用得当，三诊继续原方，使热去痰消，喘咳渐平。

第四节 喘证

喘证是以呼吸困难，甚至张口抬肩，鼻翼扇动，不能平卧为特征的病证。

一、痰浊阻肺证

韦某，女，63岁，家庭主妇。

初诊日期：2012年8月16日。

主诉：反复气喘10余年，再发加重半月。

刻下见：咳嗽、痰鸣、痰多色白质黏难咳出，严重时喘息，伴咽痒、乏力、多汗。汗后身冷，恶风寒，身背发凉，口苦口干，纳少，尿黄，大便如常。舌质暗红，舌体胖大，舌苔白腻，脉滑数。

治法：宣肺化饮，降气止咳。

处方：小青龙汤加减。

药物：炙麻黄10克，桂枝6克，白芍10克，细辛5克，干姜5克，五味子5克，紫苏子10克，法半夏10克，射干10克，茯苓20克，炙甘草5克。上方5剂，水煎服，每日1剂，分两次服用。服药期间忌食生冷辛辣油腻之品及鱼腥发物，慎避风寒。

二诊：2012年8月21日。自述服上方5剂后喘咳明显减轻，现咳嗽、咳少许白黏痰，伴气短、乏力、汗出，舌质暗红，苔腻，脉滑。治以化痰降气止咳，佐以益气健脾。药用：紫苏子10克，杏仁10克，橘红10克，法半夏10克，旋覆花10克，款冬花12克，紫菀12克，厚朴10克，茯苓15克，太子参15克，炙甘草5克。上方投7剂，水煎服，服法同前。

三诊：2012年8月28日。服上药后，喘咳虽减轻，但仍时有咳吐泡沫状痰，夜间痰鸣，伴脘闷、纳呆，口干、乏力，舌质暗红，苔稍腻，脉滑。治以化痰降气止咳，佐以健脾开胃。药用：紫苏子10克，杏仁10克，法半夏10克，陈皮10克，紫菀10克，款冬花10克，白果10克，竹茹10克，焦神曲12克，茯苓20克。上方投7剂，水煎服，服法同前。同时嘱患者慎起居，避风寒。7剂后诸症大减，续服7剂，病愈。随访半年至今未发。

按语：肺主气，司呼吸，以宣发肃降为顺。本案患者患慢性支气管炎十余年，且人胖多痰，又逢秋季再感风寒使宿疾加重，属外感风寒，内有痰浊阻肺之证。肺失宣肃，痰饮壅滞，则喘咳吐多量白痰；邪客肺卫，痰阻气道，则疾鸣喉痒，胸闷憋气；痰出气道通，故胸闷憋气减而舒畅；久咳嗽肺气被伤，故痰多呈泡沫状；病久卫阳已虚，风寒又客肌表致营卫不和，故多汗，汗后身冷，且微恶风寒；邪郁化热，灼津炎上，故痰黏稠，咽喉痒痛，口干口苦，尿黄；累及脾胃，升降失调，故纳少恶心。综观其证，属痰饮阻肺，营卫不和之证。急则治标，治当先以宣肺化痰，降气平喘，兼以调和营卫。方投以《伤寒论》之小青龙汤加射干、茯苓等药。如此方证相合，恰中病所，故方进5剂即收喘止，余症减轻之显效。二诊时，病家仍咳嗽，且伴乏力、气短，按缓则治本的原则，治以化痰降气止咳，兼以益气健脾，以扶正祛邪，巩固疗效。三诊时，仿上述原则，随证加减用药，终使宿痰得以缓解。

二、肺脾两虚，痰浊内蕴证

滕某，男，70岁。

初诊日期：2017年7月27日。

主诉：反复气喘15年余。

刻下见：喘促短气，气怯声低，呛咳，咳声低微，咳痰黏稠，咯吐不利，口渴，食少，腹胀，大便稀溏，舌淡红，苔微黄而腻，脉细数。

治法：补脾益气，养阴润肺。

处方：六君子汤合桑白皮汤加减。

药物：党参15克，黄芪15克，白术12克，泽泻12克，天花粉15克，北沙参15克，芦根12克，枳壳10克，旋覆花10克，苦杏仁10克，浙贝母12克，桑白皮12克，炙甘草10克，鱼腥草15克。共7剂，每日1剂，前方颗粒剂温开水冲，饭后服。

二诊：2017年8月3日。自述服上药后呛咳明显好转，余症较前稍减轻，但腹部胀满不适较前明显，继续守方加减。药用：党参15克，黄芪15克，白术15克，薏苡仁15克，麦芽15克，陈皮10克，砂仁10克，法半夏10克，茯苓15克，黄芩10克，炙甘草6克。共7剂，每日1剂，前方颗粒剂温开水冲，饭后服。

三诊：2017年8月10日。服药后自觉咳嗽、咳痰较前明显好转，纳差，食后腹胀痞满，饮食不化，肠鸣亢进，腹泻，舌淡，有齿痕，苔白腻，脉虚缓。辨证为脾虚湿盛，方予参苓白术散加减。药用：党参15克，黄芪15克，白术15克，白扁豆12克，山药15克，莲子12克，大枣12克，浙贝母10克，枳壳10克，陈皮10克，砂仁10克，炙甘草10克。共7剂，每日1剂，前方颗粒剂温开水冲，饭后服。

四诊：2017年8月17日。药用：党参15克，白术15克，白扁豆10克，山药10克，莲子10克，大枣10克，泽泻10克，茯苓10克，猪苓10克，枳壳12克，前胡10克，浙贝母10克，鱼腥草15克，陈皮12克，砂仁10克，炙甘草9克。共7剂，每日1剂，前方颗粒剂温开水冲，饭后服。

五诊：2017年8月24日。药用：党参12克，黄芪12克，白术12克，山药12克，茯苓12克，薏苡仁12克，枇杷叶12克，桔梗10克，前胡10克，鱼腥草15克，泽泻10克，炙甘草10克。共7剂，每日1剂，前方颗粒剂水冲饭后服。

六诊：2017年8月31日。药用：黄芪10克，茯苓10克，白术10克，薏苡仁15克，麦芽10克，防风10克，陈皮10克，桔梗10克，浙贝母10克，黄芩10克，蜜麻黄6克，紫菀10克，前胡10克，炙甘草6克。共7剂，每日1剂，前方颗粒剂温开水冲，饭后服。

七诊：2017年9月7日。药用：党参10克，黄芪10克，茯苓10克，白术10克，陈皮10克，麦芽10克，山药10克，莲子10克，枳壳10克，前胡10克，法半夏10克，砂仁10克，香附10克，白扁豆10克，炙甘草10克。共7剂，每日1剂，前方颗粒剂温开水冲，饭后服。

按语： 本案患者久咳不止耗伤肺气，肺气先虚，不能助脾运化水谷精微，日久湿聚为痰饮。脾属土，肺属金，脾肺为母子关系，肺病日久，母病及子，故而肺脾气虚，故见喘促短气，气怯声低，咳痰黏稠，咯吐不利，食少，腹胀，大便稀溏，苔腻；痰湿郁久化热，气机不利，耗气伤阴，则见舌红，苔微黄，呛咳。方予六君子汤益气健脾，燥湿化痰，兼桑白皮汤清肺降气，化痰止咳，治疗后期则以参苓白术散补脾祛湿，彻底清除使病愈而不易复发。

三、痰热郁肺证

章某，男，69岁，退休。

初诊日期：2017年8月17日。

主诉：反复气喘5年余，再发加重半月余。

刻下见：咳嗽气喘，胸胀，痰黏难咯，发作时喘咳气涌，舌淡红，苔微黄而腻，脉滑数。

治法：清热化痰，宣肺平喘。

处方：桑白皮汤加减。

药物：炒地龙12克，蜜麻黄12克，枇杷叶12克，芦根12克，北沙参12克，旋覆花10克，枳壳10克，前胡10克，丹参12克，桑白皮12克，麦芽12克，白术10克，法半夏10克，甘草6克。共7剂，每日1剂，水煎饭后服。

复诊：2017年8月24日。自述服上药后，喘咳较前明显减轻，但仍偶咳嗽，痰黏而难咯出，舌淡，苔白腻，脉滑。治以宣肺化痰平喘，佐以健脾利湿。药用：黄芪15克，白术12克，炒麦芽12克，桑白皮12克，茯苓12克，法半夏10克，陈皮10克，炒地龙10克，麻黄10克，枇杷叶12克，紫苏子12克，枳壳10克，甘草6克。同时嘱患者慎饮食。7剂后诸症大减，续服7剂，病愈。随访3个月至今未发。

按语：肺当以降为顺，本案患者反复咳喘多年，且胖人多痰，痰蕴肺，气机不畅而化火，热淫于内，灼津成痰，痰热互结，肺失清肃，故症见咳嗽痰黄、痰黏难咯；痰热内结，气机阻滞，则受外界刺激发作时喘咳气涌；舌淡红，苔黄而腻属痰热之象。证属痰热郁肺，方投桑白皮汤，清热化痰，止咳平喘。方中桑白皮清泄肺热，宣肺化痰；贝母、前胡、地龙、旋覆花、枇杷叶、法半夏清化痰热，降气平喘；北沙参、芦根养阴清肺；蜜麻黄润肺止咳；白术、麦芽、枳壳燥湿消滞；甘草调和诸药。全方共奏清热化痰、宣肺平喘之功。

四、表寒肺热证

陈某，男，46岁。

初诊日期：2017年3月6日。

主诉：反复发作性气喘胸闷3月，再发2天。

刻下见：感冒后诱发，发作时喘促，无痰鸣声，气急，胸闷不适，咯黄痰，鼻息粗，自觉呼出热气，畏寒，时有发热，舌红，苔黄腻，脉弦滑。

治法：解表清里，化痰平喘。

处方：麻杏石甘汤加减。

药物：麻黄9克，生石膏18克，桑白皮10克，杏仁10克，茯苓10克，紫菀10克，炙甘草6克，川贝母6克，款冬花10克，陈皮6克，紫苏子10克。共7剂，每日1剂，水煎饭后服。

复诊：2017年3月13日。自述服上药后气喘、胸闷较前明显减轻，发作次数较前减少，咯痰较前减少，无畏寒，舌红，苔白而厚，继续原方化裁。

药用：麻黄6克，生石膏12克，桑白皮6克，杏仁10克，薏苡仁10克，茯苓10克，紫菀10克，炙甘草6克，款冬花10克，陈皮10克。共7剂，每日1剂，水煎饭后服。随访述药尽病愈。

按语：本案患者为感冒后诱发，寒邪束表，多次反复发作，肺热郁积于内，肺气上逆，故喘逆、胸闷、息粗；畏寒为表寒未解；舌红苔黄、黄痰皆为肺热之征。治以解表清里，化痰平喘。方中麻黄解表散邪；石膏、茯苓、川贝母、桑白皮清热化痰；杏仁、苏子降气化痰；紫菀、款冬花止咳化痰平喘；甘草调和诸药。全方共清表寒里热，表邪尽，肺热除，故病愈。

第五节　肺胀

肺胀是多种慢性肺系疾患反复发作，迁延不愈，导致肺气胀满，不能敛降的一种病证。临床表现为胸部膨满，憋闷如塞，喘息上气，咳嗽痰多，烦躁心悸，面色晦暗，或唇甲紫绀，脘腹胀满，肢体浮肿等。其病程缠绵，时轻时重，经久难愈，严重者可出现神昏、痉厥、出血、喘脱等危重证候。

一、痰浊壅肺证

吴某，男，73岁。

初诊日期：2016年12月16日。

主诉：反复咳喘30余年，加重2月余。

刻下见：咳嗽痰多，色白黏稠，胸闷憋喘，动则喘息气急，心悸气短加重，夜间不能平卧，腹胀便溏，尿少肢肿，面色晦暗，唇甲紫绀，舌质黯，散在瘀点，苔薄腻，脉沉细滑而微弦。

治法：健脾宣肺，温化寒湿。

处方：苏子降气汤合三子养亲汤加减。

药物：厚朴12克，紫苏子12克，半夏12克，麻黄6克，莱菔子20克，泽泻20克，葶苈子15克，茯苓10克，干姜20克，丹参20克。共7剂，每日1剂，水煎，饭后服。

二诊：2016年12月23日。自述服上药后咳嗽明显减轻，咯痰减少，憋喘浮肿亦减轻，夜间睡眠较前平稳，舌质黯紫，舌苔薄白腻，脉细弦滑而略数。继续前方加减，药用：厚朴12克，紫苏子12克，半夏12克，麻黄6克，莱菔子20克，泽泻20克，葶苈子15克，党参15克，茯苓10克，车前子15克，干姜15克，丹参15克。共14剂，每日1剂，水煎，饭后服。

三诊：2017年1月6日。自述服药后咳嗽、憋喘及心悸气短等明显好转，浮肿已完全消退，夜间可平卧，胃纳较前佳，舌质黯紫，苔薄白，脉细弦滑。治宜温阳健脾，除湿消滞。药用：厚朴12克，紫苏子12克，莱菔子20克，泽泻20克，党参20克，黄芪15克，茯苓10克，车前子15克，干姜15克，丹参15克。共7剂，每日1剂，水煎，饭后服。再次复诊诉症状明显好转，继续原方化裁7剂，后随访诉病愈。

按语：肺胀乃实证。《三因极一病证方论》云："喘病肺实者，肺必胀，上气，咽中逆，自汗。与肺虚咽中无液，少气不足以息者大不同。"《灵枢·本神》云："肺气实则喘喝，胸盈仰息。"《金匮要略》云："咳而上气此为肺胀，其人喘，目如脱状。"这都概括了肺胀是实证的特征。本案患者反复咳喘多年，年长，肺脾气虚，痰浊内蕴，肺失宣降，属本虚标实。主方苏子降气汤主治上盛下虚证，苏子化痰降逆平喘；半夏、厚朴燥湿化痰，行气降逆；泽泻、茯苓健脾渗湿利水；葶苈子、莱菔子泻肺祛痰，平喘消滞；干姜温肺化饮。前期表邪未尽加麻黄，后加党参、黄芪健脾益气，补肺固表，诸药合用，灵活化裁以达病愈。

二、痰热郁肺证

赵某，男，75岁。

初诊日期：2018年3月13日。

主诉：咳喘、吐痰反复发作8年余。

刻下见：咳逆，喘息气粗，胸闷痞满，痰黄，黏稠难咯，口渴，面色潮红，舌红，苔黄而腻，脉滑数。

治法：清肺化痰，降逆平喘。

处方：桑白皮汤加减。

药物：党参12克，黄芪12克，白术12克，麦芽12克，北沙参12克，法半夏12克，枳壳12克，前胡12克，浙贝母10克，桑白皮12克，鱼腥草15克，瓜蒌皮12克，炙甘草6克。共7剂，每日1剂，水煎饭后服。

二诊：2018年3月20日。自述服上药后症状好转，患者诉口干，继续守方加减，再进10剂。药用：党参12克，黄芪12克，白术12克，茯苓10克，天花粉10克，北沙参12克，法半夏12克，枳壳12克，浙贝母10克，桑白皮12克，鱼腥草15克，瓜蒌皮10克，炙甘草6克。共10剂，每日1剂，水煎饭后服。

三诊：2018年3月30日。自述服药后痰质较前稀薄易咯吐，且较前减少，舌淡红，苔白腻，脉滑数。继续原方加减，药用：党参12克，黄芪12克，白术12克，北沙参12克，麦冬12克，法半夏12克，麦芽10克，前胡12克，枇杷叶10克，浙贝母10克，桑白皮10克，陈皮10克，炙甘草6克。共7剂，每日1剂，水煎饭后服。后复诊诉症状明显缓解，予人参蛤蚧散善后，后随访诉病愈。

按语：本案患者因工作原因慢性肺病日久，迁延失治，痰浊壅肺，导致肺清肃失常，肺气上逆，本虚标实，由喘证日久发展成肺胀，故先治喘证再治肺胀。痰浊内蕴化热，痰热壅肺，故痰黄、黏稠难咯；肺热内郁，清肃失司，肺气上逆，则喘咳气逆息粗，烦躁，胸满；口渴，舌红，苔黄腻，脉滑数均为痰热内郁之征。方投桑白皮汤清肺化痰，降逆平喘，因患者痰浊较甚，加鱼腥草、瓜蒌皮清热滑痰利肺，17剂药后症状较前明显好转。方中加滋阴润肺之属，继续服用喘证明显好转，后予人参蛤蚧散补肺肾，止咳定喘，病愈。

三、阳虚水泛证

覃某，男，82岁。

初诊日期：2017年10月23日。

主诉：反复咳喘17余年，加重伴水肿、心悸1周。

刻下见：心悸，喘咳，咳痰清稀，面浮，下肢浮肿，脘痞，纳差，尿少，怕冷，苔白滑，舌胖质黯，脉沉细。

治法：温肾健脾，化饮利水。

处方：真武汤合五苓散加减。

药物：附子15克，茯苓10克，芍药10克，白术10克，泽泻12克，葶苈子10克，党参15克，黄芪15克，紫苏子10克，丹参6克，车前子10克。共7剂，每日1剂，水煎饭后服。

复诊：2017年10月30日。自述服药后心悸较前缓解，浮肿较前好转。继续原方加减，药用：附子12克，茯苓10克，白术10克，泽泻12克，葶苈子10克，党参15克，黄芪15克，紫苏子10克，丹参6克，车前子10克，陈皮10克。共10剂，每日1剂，水煎饭后服。后继续守方调理1月余，各症状明显好转。

按语：肺胀阳虚水泛证是在其他证型的基础上，因病情未控制，进一步发展，导致肺脾心肾阳虚。气不化水，则水邪泛滥，溢于肌表则面浮身肿；水气上凌于心则心悸喘咳；脾失健运则纳少；寒水内停则怕冷、尿少；痰瘀交阻则舌质黯，脉沉细。《金匮要略》曰："病痰饮者，当以温药和之。"方中附子辛热，归心、肾、脾经，可回阳救逆，补火助阳；党参、黄芪补中益气；葶苈子泻肺平喘，利水消肿；紫苏子止咳平喘，为三子养亲汤之主药，有化痰保肺固本之效；车前子健脾固肾；丹参活血化瘀；茯苓、白术健脾利水消肿。诸药合用，攻补兼施，气血同治，气降则痰消，血行则水消。

四、肺肾气虚证

覃某，男，75岁。

初诊日期：2017年2月13日。

主诉：反复咳喘10余年，加重伴呼吸困难2天。

刻下见：呼吸困难，活动更甚，短促难续，胸部满闷，心悸咳嗽，吐清稀白泡沫痰，耳鸣，夜尿频数，手脚凉，唇青面紫，自汗出，舌黯淡苔薄白，脉沉细。

治法：补肺纳肾。

处方：补肺汤合参蛤散。

药物：熟地黄15克，当归15克，蛤蚧1对，党参15克，丹皮10克，干姜15克，黄芪15克，麦冬15克，五味子10克，牡蛎10克，紫苏子10克。共7剂，每日1剂，水煎饭后服。

二诊：2017年2月20日。自述服上药后呼吸困难较前缓解，自汗较前减少仍气短，口唇紫绀较前好转，偶有心悸心慌，食欲差。继续原方化裁，药用：熟地黄15克，蛤蚧1对，党参15克，当归10克，干姜15克，泽泻10克，茯苓10克，黄芪10克，麦冬15克，五味子10克，紫苏子10克，莱菔子10克，陈皮10克。共10剂，每日1剂，水煎饭后服。

三诊：2017年3月2日。自述服药后诸症好转，食欲较前佳，呼吸较前平稳，唯仍觉耳鸣，继续守方化裁7剂。后复诊自诉症状明显好转，予金匮肾气丸善后，后随访诉基本痊愈。

按语：肺为气之主，肾为气之根，久病则肺虚，肺之主气功能失常，肺虚及肾，金不生水，致肾气衰惫，肺不主气，肾不纳气，故见气喘日益加重，呼吸短促难续；肾虚，则夜尿多；气虚不能布津，津凝为痰，故胸闷心悸，形寒汗出；肺肾气虚，肺失治节，不能帅血，血液瘀滞，故见唇青面紫，舌黯；舌淡、脉沉细数无力为肺肾气虚之象。方予补肺汤合参蛤散化裁，党参、黄芪益气补肺；五味子收敛肺气；牡蛎安神，收敛止汗；熟地黄滋肾填精；紫苏子消痰止咳，降气平喘；干姜温肺化饮；蛤蚧补肺肾；丹皮、当归补血，活血化瘀。诸药配伍，有补肺益气、止咳平喘之功效。

第二章　心系病证

在中医学里，心位于胸中，两肺之间，膈膜之上，外有心包络卫护。心为君主之官，主血脉，藏神明，其华在面，开窍于舌，与小肠相表里。脑居颅腔之中，为脑髓汇聚而成，又名"髓海"。脑为神明之所出，又称"元神之府"。心脑共主神明，思维意识是在"元神之府"脑的调控下，通过心的"任物"发挥作用的。《医学衷中参西录》说："脑中为元神，心中为识神。"故两者发病多相互联系，相互影响，且多伴有神志方面的异常。从病因来讲，心脑病证的病因不外乎外感与内伤两大方面，包括六淫邪气、内伤饮食、情志、劳倦等。病机分虚实两端，虚者多为气血阴阳不足，心神、清窍失养；实者多属痰饮、瘀血、水湿、火郁等阻滞，心神、清窍不宁。中医学强调整体观念，故心脑病证既有本脏自病，又有他脏病变日久不愈，累及心脑而发病。因此，心脑病证的治疗不仅要治疗本脏，还要兼顾他脏。

第一节　心悸

心悸是指心之气血阴阳亏虚，或痰饮瘀血阻滞，致心神失养或心神受扰、心脉不畅、心神不宁，引起的心中急剧跳动，惊慌不安，不能自主为主要表现的病证。

一、气阴两虚证

胡某，女，35岁，律师。

初诊日期：2013年7月11日。

主诉：反复心悸6月余，加重1周。

刻下见：心慌心悸，胸闷不适，口干口渴，神疲乏力，夜寐欠安，自诉病后精神欠佳，纳食尚可，二便自调，体重无减轻，舌质暗红，苔薄黄稍干，脉细数。

治法：益气养阴，养心安神。

处方：桂枝甘草龙骨牡蛎汤合生脉散加减。

药物：桂枝10克，炙甘草5克，生牡蛎20克，生龙骨20克，党参15克，麦冬10克，五味子9克，丹参10克，苦参10克，酸枣仁10克，合欢皮10克，灯心草5克，石菖蒲10克。上方7剂，水煎服，日1剂。

二诊：2013年7月18日。服上药后心悸有所减轻，但情绪激动后仍发作，稍有胸闷气短，舌脉象同前。原方已经有效，法不改方，守7月11日方加檀香3克，阳春砂3克，玉竹10克，又投7剂。

三诊：2013年7月25日。服用上方后，室性早搏基本消失，再守前方巩固疗效。再投14剂以善其后。随访2个月未见复发。

按语：本案患者因伏案工作，劳心伤神，遇劳诱发。其乃气阴不足，治疗宜益气养阴，养心安神，方选仲景桂枝甘草龙骨牡蛎汤合生脉散化裁。方中桂枝、甘草温补心阳，龙骨、牡蛎潜镇安神，党参、麦冬、五味子、玉竹益气养阴，酸枣仁、合欢皮养心安神。本案蒙师用桂枝意取入心温阳，配以甘草补虚益气，桂枝配甘草则温而不热，所以能益阳而不致发汗，辛甘合用，阳气乃生，使心阳得复。

二、心胆气虚，兼夹血瘀证

彭某，男，76岁，农民。

初诊日期：2016年8月25日。

主诉：反复心悸1年余，加重5天。

刻下见：心慌心悸，偶有胸痛，神疲乏力，坐立难安，易受惊吓，睡眠较差，梦多易惊，嘈杂环境中心慌加剧，自诉病后精神欠佳，纳食减少，二便自调，体重无减轻，舌质淡，苔薄白，脉弦细涩。

治法：益气养心，镇惊安神。

处方：柏子养心丸加减。

药物：黄芪12克，党参12克，当归10克，地黄12克，牡丹皮10克，黄连6克，大枣12克，柏子仁12克，煅龙骨15克，煅牡蛎15克，丹参10克，枳实10克，炙甘草10克。共7剂，日1剂，水煎服。

二诊：2016年9月1日。自诉心悸心慌、梦多易惊、神疲乏力等症明显减轻，但偶有烦闷，精神抑郁，故在原方基础上加柴胡10克，郁金10克，合欢皮10克，共7剂。

三诊：2016年9月8日。自诉诸症消失，精神、饮食、睡眠可，故继守原方，再投7剂以巩固疗效。半年后随访，患者上症未见再发。

按语：本案患者多属先天禀赋不足，且年老脏腑之气虚衰，"两虚"相得，而致心悸。心气不足，鼓动乏力，则见心悸心慌；心主血脉，心气亏虚，无力推血运行，瘀阻心脉，故见胸痛；心神失养，故神疲乏力；胆为清净之腑，主决断，胆气不足则见坐立难安，易受惊吓，梦多易惊；舌质淡，苔薄白，脉细弦皆为心胆气虚之象。方中黄芪、党参补气；大枣补中益气，养血安神；柏子仁养心安神；煅龙骨、煅牡蛎重镇安神；牡丹皮、丹参活血化瘀通脉；当归补血活血；枳实行气助血行；地黄、黄连滋阴清热泻火；炙甘草补中益气，兼调和诸药。诸药配伍，共奏益气养心、镇惊安神之功。

三、心血瘀阻证

吴某，女，43岁，营业员。

初诊日期：2018年12月24日。

主诉：反复心悸1年余，加重5天。

刻下见：心悸，偶有胸痛，平素情志抑郁，经期乳房、小腹胀痛，自诉病后精神尚可，纳食一般，二便自调，体重无减轻，舌质稍暗有瘀点，苔薄白，脉弦涩。

治法：行气活血，化瘀定悸。

处方：血府逐瘀汤加减。

药物：党参12克，黄芪12克，山药12克，当归10克，川芎10克，柴胡10克，桃仁10克，红花10克，枳壳12克，炙甘草10克，牛膝10克。共10剂，日1剂，水煎服。

复诊：2019年1月3日。患者诉服药后，诸症皆明显减轻，本次复诊继守原方，再进7剂以善其后。3个月后随访，心悸未见再发。

按语：本案患者平素情志抑郁，肝气郁结，疏泄失职，气机郁滞，气为血之帅，气滞则血行不畅，瘀血阻滞心脉，而致心悸。瘀阻心脉，心失所养，故见心悸、胸痛；肝主疏泄，调达气机，调节情志，而情志不遂，疏泄失职，气机郁滞，则情志抑郁，经期乳房、小腹胀痛；肝失疏泄，影响脾胃升降，故见纳食一般；舌质稍暗有瘀点，苔薄白，脉弦涩皆为气机郁滞，心血瘀阻之象。方中桃仁、红花、川芎活血祛瘀，破血行滞；牛膝入血分，祛瘀血，通血脉；当归补血活血，使祛瘀而不伤正；柴胡疏肝解郁，升达清阳，枳壳宽胸理气，两药相伍，尤善理气行滞；黄芪、丹参补气以助行血；山药健运脾胃；甘草调和诸药。诸药配伍，使气机畅，血脉通，则心悸自止。

四、心脾两虚证

陆某，女，76岁，退休。

初诊日期：2018年12月6日。

主诉：反复心悸8年余，加重3天。

刻下见：心慌心悸，伴胸闷气短，偶有头晕，记忆力下降，四肢乏力，自诉病后精神、睡眠欠佳，纳食较差，二便尚调，体重无减轻，舌质淡，苔薄白，脉细弱。

治法：养血补心，益气安神。

处方：参苓白术散加减。

药物：远志12克，党参10克，黄芪10克，白术12克，茯苓12克，薏苡仁12克，当归10克，枳实12克，酸枣仁12克，桃仁10克，红花10克，甘草6克。共10剂，日1剂，水煎服。

二诊：2018年12月16日。自诉诸症皆明显减轻，纳食增加，睡眠仍较差，故在原方基础上加百合12克，柏子仁12克，再进7剂。

三诊：2018年12月23日。自诉诸症消失，饮食、睡眠基本正常，二便调。本次复诊，再予7剂以善其后。3个月后随访，心悸未见再发。

按语：本案患者多属年老脏气亏虚，加之久病失养，使心血、脾气亏耗，心失濡养所致。心血不足，心失所养，心神不宁，故见心慌心悸，胸闷气短，失眠；脾气亏虚，失于健运，故见饮食差，不能升清，水谷精微不能濡养头目四肢，故见头晕，健忘，乏力；舌质淡，苔薄白，脉细弱皆为心脾气血亏虚之象。方中以黄芪、党参、白术补益脾胃之气，茯苓、薏苡仁健脾，以恢复气血生化之源；当归入心经，补养心血；远志安神益智；酸枣仁养心安神；枳实行气，使全方补而不滞；脾主统血，脾气虚易致血瘀，故佐以桃仁、红花活血通脉；甘草调和诸药。诸药配伍，使脾胃健运，气血得复，则心悸自除。

五、心阳不振证

唐某，男，69岁，退休。

初诊日期：2018年2月1日。

主诉：反复心悸6年余，加重1周。

刻下见：心悸心慌，活动后症状加重，伴有胸闷气短，平素怕冷，四肢冰凉，自诉病后精神尚可，纳食较差，大便正常，夜尿3～4次，体重无减轻，舌淡苔白，脉沉细无力。

治法：温补心阳，安神定悸。

处方：桂枝甘草龙骨牡蛎汤合炙甘草汤加减。

药物：党参12克，黄芪12克，炒麦芽12克，牛膝12克，杜仲12克，桂枝10克，麦冬15克，地黄15克，干姜10克，龙骨30克，牡蛎30克，炙甘草10克。共7剂，日1剂，水煎服。

二诊：2018年2月8日。自诉服用后心悸心慌，胸闷气短明显好转，进食增加，仍形寒肢冷明显，夜尿多，故加覆盆子10克，肉苁蓉10克，桂枝易肉桂，再投14剂。

三诊：2018年2月22日。自诉无心悸心慌、胸闷气短等症，形寒怕冷明显好转，饮食正常，夜尿1～2次/晚。本次复诊再予7剂以巩固疗效。3个月后随访，诸症未再发作。

按语：本案患者乃素体心气亏虚，未行治疗，导致病情进一步发展成心阳虚衰，温运无力，心失温养所致。心阳不振，鼓动乏力，心动失常，故见心悸心慌；心阳亏虚，肢体失于温煦，故见怕冷，四肢冰冷；胸阳不振，阳虚则寒凝，寒凝则经脉气血不通，故见胸闷气短；心阳亏虚，累及肾阳，气化失职，膀胱失约，则夜尿频多；舌淡苔白，脉沉细无力皆为心阳不振之象。

方中桂枝辛甘而温，为温心通阳之要药，既温振心阳，又温通血脉以畅血行；甘草既补心气，与桂枝相伍，辛甘化阳，温补并行，是温补心阳的基本结构；龙骨、牡蛎重镇潜敛，安神定悸；党参、黄芪补中益气；牛膝、杜仲补肝肾，强腰膝；炒麦芽健脾开胃，以复脾胃健运之职；干姜温中散寒，回阳通脉；麦冬、地黄滋阴泻火，以防诸辛温之品化燥伤阴，使全方补而不滞。诸药合用，使阳气旺，心脉通，心悸定。

六、心阴不足证

罗某，女，69岁，退休。

初诊日期：2017年6月8日。

主诉：反复心悸8年余，加重3天。

刻下见：心悸心慌，心烦失眠，梦多盗汗，口干，腰膝酸软，伴有耳鸣，患者自发病以来精神、饮食尚可，大便干结，小便量少，舌质红少津，少苔，脉细数。

治法：滋阴泻火，养心安神。

处方：天王补心丹化裁。

药物：党参15克，当归15克，地黄15克，熟地黄12克，知母10克，天冬12克，麦冬12克，玄参10克，丹参10克，桔梗10克，茯苓12克，远志12克，酸枣仁12克，柏子仁12克，赤芍10克，牡丹皮10克，炙甘草10克。共10剂，日1剂，水煎服。

复诊：2017年6月18日。患者诉服药后心悸、腰膝酸软、耳鸣等症明显减轻，大便基本正常，仍心烦失眠，盗汗多梦。在原方基础上加黄连、郁金，再进10剂。半年后随诊，患者睡眠基本正常，心悸未见再发。

按语：本案患者多属久病不愈，耗伤阴液，且平日里思虑劳神太过，暗耗心阴所致。心阴不足，心神失养，故见心悸心慌；心阴亏虚，阴不制阳，虚热内扰，故见心烦失眠，梦多盗汗；虚热灼津，故见口干，大便干结，小便量少；心阴不足，累及肾阴，肾阴亏虚，腰膝及耳窍失养，故见腰膝酸软，耳鸣；舌质红少津，少苔，脉细数皆为心阴亏虚之象。方中以地黄、天冬、麦冬滋阴补血，兼以清热；党参补气，使气旺而阴血自生；酸枣仁、柏子仁养心安神；茯苓、远志养心安神，交通心肾；丹参补心血且活血，使全方补而不滞；桔梗载药上行，引诸药入心经；玄参、赤芍、牡丹皮滋阴降火，以制虚火上炎；熟地黄、知母清泻相火；炙甘草调和诸药。全方配伍，共奏滋阴泻火、养心安神之功。

七、痰火扰心证

谭某，男，49岁，教练。

初诊日期：2018年8月13日。

主诉：反复心悸半年余，加重3天。

刻下见：心悸，胸闷烦躁，胆怯易惊，失眠多梦，口干口苦，患者自发病以来精神、饮食尚可，大便干结，小便短赤，舌质红，苔黄，脉滑数。

治法：清热泻火，宁心安神。

处方：黄连温胆汤化裁。

药物：黄连10克，栀子12克，远志10克，酸枣仁10克，生龙骨20克，生牡蛎20克，竹茹12克，法半夏12克，大黄10克，枳实10克，竹叶10克，麦冬12克，地黄10克，甘草6克。共7剂，日1剂，水煎服。

复诊：2018年8月20日。患者诉服药后上症基本消失，精神、饮食、二便基本正常，故此次复诊继用原方，再投7剂。3个月后随访，诸症痊愈。

按语：本案患者多因情志不遂，气郁化火，灼津为痰，痰火互结，扰乱心神所致。痰火扰心，心神不宁，故见心悸、烦躁、失眠多梦；痰火内扰，故见胆气不宁；痰阻气道，故见胸闷；痰热内炽，灼伤津液，则口干口苦，大便干结，小便短赤；舌质红，苔黄，脉滑数皆为痰热内盛之象。方中黄连、栀子苦寒泻火，清心除烦；竹茹、法半夏清化痰热，和胃降逆；龙骨、牡蛎重镇安神；酸枣仁、远志宁心安神；枳实下气行痰，乃治痰先治气，气顺则痰消之理；痰热灼津，加麦冬、地黄养阴清热；大黄清热泻火攻积；竹叶甘、淡、寒归心经，清热除烦，生津利尿；甘草益气和中，调和诸药。诸药配伍，共奏清心降火、化痰安神之功。

第二节　胸痹

胸痹是指以心脉痹阻为基本病机，以胸部闷痛，甚则胸痛牵扯肩背，喘息不得平卧为主症的一种疾病，轻者仅感胸闷隐痛，呼吸欠畅，重者则有胸痛，严重者胸痛彻背，背痛彻心。

一、心气不足，心血瘀阻证

韦某，女，55岁，教师。

初诊日期：2012年11月15日。

主诉：反复胸闷半年，再发加重1周。

刻下见：胸闷气短，心前区发作性痛感，每次发作1~2分钟，休息后可缓解，无放射痛，面色苍白，四肢不温，心悸汗出，倦怠乏力，神疲懒言，纳食尚可，二便自调。发病后诉精神尚可。舌质淡，苔薄白，脉细涩而结。

治法：益气养心，活血化瘀。

处方：生脉散合瓜蒌薤白半夏汤加减。

药物：黄芪30克，丹参15克，全瓜蒌20克，五味子10克，红参10克，薤白20克，麦冬10克，桂枝10克，制附子10克，法半夏10克，陈皮10克，甘草6克，另三七粉3克冲服。上方5剂，日1剂，水煎服。

二诊：2012年11月20日。自诉服上方5剂后胸闷气短、四肢不温症状减轻，心绞痛缓解，故效不改方，再进7剂。

三诊：2012年11月27日。自诉服上药后诸症消除，嘱服补心气口服液调理，半年后未复发。

按语：心主血脉，而患者年老体虚，心气不足则无力推动心血在脉中运行，心血瘀阻，故发胸痹；年老肾虚，不能鼓动心阳，故见面色苍白，四肢不温；汗为心液，心气亏虚，心失所养，故心悸，固摄乏力，故见汗出；心气不足，故见倦怠无力，神疲懒言；舌质淡，苔薄白，脉细涩而结皆为心气不足、心血瘀阻之象。黄芪益气养心，人参大补元气，以补心气之虚；三七粉、丹参活血通经，化瘀通络；桂枝温阳通脉，以振奋心阳；薤白为胸痹要药，通阳散结；瓜蒌宽中下气；陈皮、半夏理气燥湿化痰；麦冬、五味子滋阴养心安神；甘草健脾益气，缓急止痛，调和诸药。诸药合用，全方共奏益气养心，活血化瘀，兼以健脾祛痰而收功。

二、气虚血瘀，阳气不举证

阳某，女，65岁，退休。

初诊日期：2013年6月20日。

主诉：反复发作性胸前区闷痛6年，再发2天。

刻下见：胸膺闷痛，心悸气短，乏力纳差，夜寐不安，患者病后精神尚可，体重无减轻，二便正常。舌质淡暗，边有瘀斑，苔薄白，脉细涩或结代。

治法：益气升阳，活血通脉。

处方：丹葛止痛方（蒙教授经验方）。

药物：太子参30克，黄芪30克，麦冬15克，五味子15克，丹参20克，葛根20克，川芎10克，红花9克，酸枣仁30克，柏子仁30克。上方7剂，水煎服，每日1剂，浓缩至200毫升，早晚各服1次。同时嘱患者继服单硝酸异山梨酯、阿司匹林、阿托伐他汀及降压药，低脂低盐饮食，避寒保暖，注意休息，保持心情舒畅。

二诊：2013年6月27日。胸闷发作次数明显减少，心悸气短，乏力，纳差症状减轻，饮食、睡眠好转，舌淡暗，脉细涩。继守上方加蒲黄（包煎）10克，再投7剂。

三诊：2013年7月4日。无明显胸闷、心悸气短、神疲乏力、懒言等症状，饮食睡眠基本正常，继服上方14剂，以巩固疗效。3个月内随访，未见心绞痛发作。

按语：老年冠心病心绞痛发病以"阳微"为本，其病机为"本虚标实""阳微阴弦"。在此基础上，老年人冠心病心绞痛的主要病机为年迈体虚，肾气渐衰，肾阳虚衰则不能鼓舞五脏之阳，以致心气不足，胸阳不振，血脉不利，发为胸痹。以胸阳不振、气虚血瘀、血脉瘀阻为主，尤其在心绞痛频繁发作阶段更是如此。心气不足，胸阳不振，故见胸膺闷痛，心悸，夜寐不安；气短、乏力、纳差皆为一派气虚之象。气为血之帅，气虚则血脉瘀阻，治法当扶正祛邪，标本兼顾，以益气升阳固其本，佐以活血化瘀、通络止痛治其标。蒙老认为，传统的活血化瘀方法仍存在鼓动不足等问题，须加入升阳透达，推血运行之药物葛根，提出冠心病益气升阳活血法治法新理论。此理论用于治疗冠心病心绞痛，丰富和完善了中医胸痹心痛证治理论，提高冠心病心绞痛患者的临床疗效，改善其预后。本病案中重用太子参、黄芪补益心气以固本；且黄芪兼有升阳之效，以增葛根升阳透达之力；丹参、川芎、红花活血通脉以治标；麦冬、五味子滋养心阴，蕴含阴阳相生之理；酸枣仁、柏子仁养心安神以改善睡眠。诸药合用，共奏益气化瘀、升阳活血之功。

三、气阴两虚、血脉瘀滞证

覃某，男，91岁，退休。

初诊日期：2017年11月2日。

主诉：反复胸闷痛20年，再发加重1周。

刻下见：胸闷痛时作，性质呈隐痛，每次发作1～3分钟不等，休息后可稍缓解，无放射痛，手足心发热，声低息微，心悸气短，纳食减少，大便干结，小便调。舌质红，舌体瘦小，苔薄白，脉虚细略涩。

治法：益气养阴，活血通脉。

处方：生脉散合人参养荣汤加减。

药物：党参30克，黄芪30克，白术30克，炒麦芽30克，牛膝30克，杜仲30克，天冬30克，麦冬30克，火麻仁30克，玉竹30克，大黄15克，熟地黄30克，牡丹皮30克，当归30克，厚朴30克，薏苡仁50克，大枣50克，山药50克，甘草20克，桃仁30克，红花30克。上方7剂制成膏方，温开水兑服，早晚各服1次，连服7日。

复诊：2017年11月20日。偶有胸闷痛发作，次数较前减少；手足心发热，心悸气短等症较前减轻；舌质红，苔薄白，脉虚细。继服上方，以巩固疗效。半年内随访，未见心绞痛发作。

按语：本案患者91岁，高龄，年老体虚，心之气血阴阳皆已衰减，而以气阴亏虚为主，心气不足，推动乏力，加之心阴亏虚，血行瘀阻，"两虚"相应，故发胸痹；心之气阴不足，心失所养，故见胸闷痛；休息后耗气减少，故可稍缓解；心阴亏虚，阳气偏亢，故见手足心发热；加之年老津亏，故大便干结；心气不足，故见声低息微，心悸气短；舌质红，舌体瘦小，苔薄白，脉虚细略涩皆为气阴两虚，血脉瘀滞之象。《黄帝内经》云："虚则补之……补其不足。"故方中黄芪益气养心，党参、白术补气，以补心气之虚；天冬、麦冬、玉竹、熟地黄滋阴泻火；在大量补阴药中加一味杜仲，则阴得阳升而泉源不竭；牡丹皮、当归、牛膝、桃仁、红花活血化瘀畅血行，辅以一味厚朴，蕴气能行血之意；炒麦芽消食开胃，薏苡仁、大枣、山药健脾和中，以复气血生化之源；火麻仁润肠通便，辅以半剂量大黄以助通便之功；甘草调和诸药。诸药合用，全方共奏益气养阴、活血通脉之功。

四、心肾阴虚，心失濡养证

韦某，男，69岁，退休。

初诊日期：2018年5月24日。

主诉：反复胸闷8年，加重5天。

刻下见：胸部憋闷作痛，时有心悸，夜间烦躁难眠易汗出，腰膝酸软，偶有耳鸣，口干，患者自发病以来精神、饮食尚可，大便秘结难解，小便调。舌质红，少津少苔，脉细数。

治法：滋阴降火，交通心肾。

处方：生脉散合当归六黄汤加减。

药物：知母10克，地黄12克，百合15克，柏子仁12克，五味子12克，麦冬12克，当归10克，玉竹12克，火麻仁12克，桔梗10克，茯苓12克，黄连6克，黄柏10克，甘草6克。共7剂，日1剂，水煎服。

二诊：2018年5月31日。胸闷痛发作次数减少，偶有刺痛感，烦躁、失眠、盗汗、腰膝酸软、口干等症明显改善，大便基本正常，去百合、五味子、玉竹、火麻仁，加牛膝、熟地黄、牡丹皮、天花粉、玄参，共10剂。

三诊：2018年6月11日。胸痛症状未见再发，无心悸、腰膝酸软、口干、盗汗等症，精神、饮食、睡眠、二便可。继守上方7剂，以巩固疗效。半年内随访，上症未见再发。

按语：本案患者乃久病不愈，耗伤阴液，加之思虑劳神太过，暗耗心阴，导致心阴不足，心火燔炽，进一步耗伤肾阴，而致心肾阴虚之证。心肾阴虚，心脉失于濡养，故见胸闷痛，心悸；阴液亏虚，阴不制阳，虚热内生，则见夜间汗出，咽干，大便秘结；虚热扰心，心神不安，故见烦躁难眠；肾阴亏虚，腰膝、耳窍失养，故见腰膝酸软、耳鸣；舌质红，少津少苔，脉细数皆为一派阴虚之征。方中用百合、地黄、麦冬、当归、玉竹、五味子养阴生津以治本；五味子、柏子仁交通心肾，养心安神；茯苓健脾宁心安神；患者热象表现比较明显，故佐以知母、黄连、黄柏清降心肾之虚火；火麻仁润肠通便；肺与大肠相表里，加桔梗开宣肺气以助通便；甘草调和诸药。诸药合用，使阴津生，虚火降，心神养，诸症消除。

五、心肾阳虚，血行瘀滞证

覃某，男，76岁，退休。

初诊日期：2016年5月3日。

刻下见：胸闷胸痛，遇寒加剧，得温痛减，伴有心悸气短，腰膝酸软，平素怕冷，手足冰凉，食欲下降，大便溏烂，小便3～4次/晚。患者自发病以来精神、睡眠尚可。舌质淡，苔薄白，脉沉细涩。

治法：温补心肾，补气行血。

处方：地黄饮子加减。

药物：党参10克，黄芪10克，白术10克，当归10克，丹参10克，巴戟天10克，淫羊藿10克，山萸肉6克，肉苁蓉10克，枳壳6克，砂仁3克，炙甘草6克。上方共7剂，日1剂，水煎服。

二诊：2016年5月10日。胸闷胸痛发作次数减少，心悸气短、腰膝酸软、手足冰凉等症较前好转，饮食量增加，大便稍烂，加苍术10克，肉桂12克，芡实12克，再进7剂。

三诊：2016年5月17日。偶有胸闷发作，无胸痛，心悸气短、腰膝酸软、手足冰凉明显好转，大便、饮食基本正常，小便仍2～3次/晚，故加覆盆子12克，再投7剂。

四诊：2016年5月24日。胸闷胸痛未见发作，无心悸气短，稍感腰膝酸软、手足冰凉，大便、饮食正常，夜尿1～2次/晚，为巩固疗效，再予7剂。

半年后随访，诸症未发。

按语：《金匮要略》将胸痹病因概括为"阳微阴弦"，即胸阳不振，阴寒凝结。《医门法律·中寒门》又提出："胸痹心痛，然总因阳虚。"本案患者属年老肾亏，肾阳虚不能上助心阳，而致心肾阳虚，阳虚则推动乏力，血行瘀滞，而发胸痹。心肾阳虚，温煦失职，脏腑组织失于温养，故见胸闷胸痛，遇寒加剧，得温痛减，腰膝酸软及手足冰凉；阳虚多由气虚进一步发展而来，伴有气虚症状，故见心悸气短；肾阳亏虚，火不暖土，故见食欲下降，大便溏烂，不能温化膀胱，故见夜尿频多；舌质淡，苔薄白，脉沉细涩皆为一派心肾阳虚，血行瘀滞之象。方中用甘温补阳之巴戟天、淫羊藿、山萸肉、肉苁蓉以固心肾阳虚之本；当归入心经，通血脉，补血活血，丹参活血通经以治血瘀之标，佐以行气之枳壳，补气之党参、黄芪，以增当归、丹参活血通瘀之力；白术、砂仁温中健脾，以固后天之本，以复脾主统血之职；甘草调和诸药。本方先后天互资互助，标本兼顾，共奏温补心肾、补气行血之效。

第三节　不寐

不寐是以经常不能获得正常睡眠为特征的一类病证，轻者入睡困难，或寐而不酣，时寐时醒，或醒后不能再寐，重则彻夜不眠，常由机体虚弱，心神失养，或邪扰心神，心神不安所致。

一、气阴两虚证

高某，男，39岁，工人。

初诊日期：2012年12月13日。

主诉：反复失眠3余年，再发加重1月。

刻下见：彻夜难以入眠，有时每晚仅能睡1～2个小时，多梦，面色无华，面如蒙尘土，神疲乏力，头昏、心慌、健忘，五心烦热。舌质红，苔薄黄，脉细数。

治法：益气养阴，养心安神。

处方：百合知母汤合天王补心丹加减。

药物：太子参12克，麦冬12克，沙参10克，五味子6克，百合12克，知母10克，丹参10克，益智仁10克，生龙骨20克，远志10克，酸枣仁10克，合欢皮10克，甘草6克，龟甲10克，枸杞子10克，茯神10克。上方7剂，水煎服，每日1剂，分两次服。同时嘱咐避免剧烈运动，避饮酒、茶及咖啡等刺激性食物。

复诊：2012年12月20日。自诉服上药后睡眠明显好转，每晚能安睡6小时左右，无头昏心慌，精神振奋。嘱再用上方7剂以巩固疗效。半年后随诊，未见复发，诸症平息。

按语：本案患者属下元虚衰，"真阴不足，阴不配阳，是故肾水不能上济于心，心火不能下达于肾"，心肾失交，心火独亢，则见夜寐难安，心慌健忘，多梦易醒；肾虚不固，则见疲劳乏力；首诊来诉，则之症状，验以舌脉，诊为阳盛阴衰，心肾不交。方中太子参、麦冬、五味子、枸杞子、龟甲以养心敛阴，益气生津；配以百合、知母、龙骨、远志、牡蛎、酸枣仁、合欢皮、茯神等养心安神；甘草调和诸药。见遗精时作，故以滋阴填精，止精为法，参入五子衍宗丸防肾虚精却，力保真阴，故用生地黄、山茱萸、菟丝子等补肾填精，配生龙骨、生牡蛎、金樱子、益智仁等收敛固涩，配五味子、覆盆子、枸杞子等补益肾中气血阴阳，是故药证合拍，方能投之即效，药到病愈。

二、心脾血虚证

杨某，女，25岁，职员。

初诊日期：2016年12月13日。

主诉：反复失眠半年余，加重1周。

刻下见：彻夜难眠，多梦易惊醒，自诉平时工作压力大，伴有心悸怔忡，健忘，面白少华，神疲乏力，患者自发病以来精神一般，食欲下降，偶有头晕，二便尚调。舌质淡，苔薄白，脉细弱。

治法：益气养血，补脾养心安神。

处方：柏子养心汤加减。

药物：柏子仁10克，地黄10克，熟地黄10克，天冬10克，麦冬10克，当归10克，炒酸枣仁10克，党参10克，黄芪10克，炒白术10克，茯苓10

克，郁金10克，远志10克，黄连6克，炙甘草10克。共15剂，日1剂，水煎服。

二诊：2016年12月28日。自诉现睡眠较前明显改善，每晚能入睡4～5小时，多梦易惊、神疲乏力等症好转，无心悸怔忡、头晕，精神可，进食基本正常。加生龙骨20克，生牡蛎20克，再予15剂。

三诊：2017年1月12日。自诉现每晚睡眠时间5～6小时，无多梦易惊、神疲乏力等症，一般情况可。本次复诊再进7剂以善其后，同时嘱患者减少工作压力，按时作息。3个月后随访，睡眠时间仍能保持在5～6小时。

按语：本案患者属劳伤心脾，致营血不足，心神失养，则见彻夜难眠，多梦易惊醒，心悸怔忡，健忘；心脾血虚，不能濡养头面，故见面白少华，头晕；血能载气，血虚则气亦虚，故见神疲乏力；脾虚则健运失职，故食欲下降；舌质淡，苔薄白，脉细弱皆为心脾血虚之象。方中用柏子仁、酸枣仁、远志养心安神；熟地黄、当归补血滋阴；天冬、麦冬、地黄、郁金、黄连滋阴清热，除烦安神；党参、黄芪、白术、茯苓健脾益气，茯苓兼能安神；炙甘草调和诸药。本案方证相应，故能投之奏效，夜寐得安。

三、心肝阴虚证

施某，女，80岁，退休。

初诊日期：2018年12月21日。

主诉：反复失眠10余年，再发加重2月。

刻下见：彻夜难眠，多梦，伴有心悸，头晕，眼睛干涩，夜间汗出，面部潮红，患者自发病以来，精神一般，食欲欠佳，二便尚可。舌质嫩红，苔少，脉细数。

治法：滋阴补肝，养心安神。

处方：杞菊地黄丸化裁。

药物：枸杞子12克，菊花12克，天麻10克，地黄12克，麦冬12克，郁金10克，薏苡仁12克，竹茹12克，地骨皮12克，茯苓12克，首乌藤12克，甘草6克。上方共7剂，日1剂，水煎服。

二诊：2018年12月28日。患者诉盗汗、潮红等症好转，失眠较前稍改善，现每晚能睡4~5小时，大便稍干结，故去薏苡仁、竹茹，加火麻仁10克，炒酸枣仁10克，共7剂，服法同前。

三诊：2019年1月4日。自诉盗汗、多梦等症明显缓解，夜间睡眠时间5小时左右，夜寐安稳，大便正常，加百合10克，浮小麦10克，再予7剂。

四诊：2019年1月11日。自诉无盗汗、多梦等症，夜寐5~6小时，再进7剂以巩固疗效。半年后随诊，诸症未发。

按语：本案患者年老体虚，加之思虑劳神太过，暗耗心肝之阴，而致心肝阴虚。心阴虚则心神失养，且虚热扰心而心神不安，故见失眠、多梦、心悸；肝阴不足，头目失于濡养，则头晕、眼睛干涩；阴不制阳，虚热内生，故见面部潮红、夜间汗出；舌质嫩红，苔少，脉细数皆为心肝阴虚之象。方中首乌藤归心、肝经，养血安神；菊花清肝明目；郁金清心除烦安神；天麻息风止痉，平抑肝阳而止晕；枸杞子、地黄、麦冬、竹茹、地骨皮滋阴清热；茯苓、薏苡仁健脾宁心；甘草调和诸药。诸药合用，全方共奏滋阴补肝、养心安神之功，故夜寐得安。

四、心肾不交证

苏某，女，61岁，退休。

初诊日期：2018年10月23日。

主诉：反复失眠5年，再发加重2周。

刻下见：心烦失眠，难以入睡，多梦，面部潮热，盗汗，头晕耳鸣，患者自发病以来，精神一般，食欲、二便尚可。舌质红，无苔，脉细数。

治法：滋补肾阴，交通心肾。

处方：麦味地黄丸化裁。

药物：炒酸枣仁12克，太子参12克，黄芪12克，地黄12克，麦冬12克，浮小麦12克，柏子仁12克，大枣12克，郁金10克，地骨皮12克，甘草6克。上方共7剂，日1剂，水煎服。

二诊：2018年10月30日。患者自诉服药后失眠、心烦多梦、头晕耳鸣等症较前好转，盗汗明显减少，精神、饮食、二便可。继守上方，再进7剂以巩固疗效。

三诊：2018年11月6日。患者诉现无潮热盗汗等不适，但仍心烦、入睡困难、多梦，故去浮小麦、大枣、地骨皮，加黄连6克，白芍10克，桑寄生10克，百合12克，枳壳10克，共7剂。

四诊：2018年11月13日。诸症皆明显减轻，继守上方，再投7剂，以巩固疗效。3个月后随访，未见复发，诸症平息。

按语：本案患者属久病虚劳，耗伤肾阴，而致心肾水火不济，肾阴亏损，水不济火，不能上养心阴，心火偏亢，扰动心神，故见心烦失眠、多梦；阴虚阳亢，虚热内生，则面部潮红、盗汗；肾阴亏虚，髓减脑消，则见头晕耳鸣；舌质红，无苔，脉细数均为阴虚之象。方中用酸枣仁、柏子仁入心经，养心阴，安睡眠；地黄、麦冬滋阴降火；浮小麦益气止汗除热，地骨皮除蒸降火，两药合用，以治阴虚盗汗；黄芪、太子参补气生津，以恢复阴液之亏；郁金清心除烦安神；大枣、甘草和中，调和诸药。诸药合用，使肾阴得复，心火得清，是故药证合拍，方能投之即效，药到病愈。

五、痰热扰心证

王某，男，52岁，保安。

初诊日期：2017年9月19日。

主诉：反复失眠2月余，加重5天。

刻下见：心烦不寐，入睡困难，恶心欲吐，胸闷，喉间痰鸣，脘腹痞闷不适，口干口苦，头部晕沉感，患者自发病以来精神欠佳，大便稍干结，小便尚可。舌质红，苔黄腻，脉滑数。

治法：清化痰热，和中安神。

处方：黄连温胆汤加减。

药物：桑白皮10克，黄连12克，炒枳实12克，鱼腥草15克，法半夏10克，夏枯草15克，茯苓12克，前胡12克，浙贝母12克，竹茹12克，炒白术12克，甘草6克，珍珠母20克。共7剂，日1剂，水煎服。

复诊：2017年9月26日。自诉心烦不寐明显改善，饮食较前增加，无明显头晕、痰鸣、口干口苦等症。继守原方，再进10剂，以巩固疗效。3个月后随访，患者夜间睡眠6～7小时，饮食、二便正常。

　　按语： 本案患者乃素体脾虚，内有湿食停滞，湿郁生痰，食郁化热，以致痰热互结，扰动心神，而致不寐。痰热扰心，故见心烦不寐；痰阻气道，故见胸闷、喉间痰鸣；内生痰热，影响脾胃升降，故见恶心欲吐，脘腹痞闷不适；清阳不升，故见头部晕沉感；热则伤津，故见口干口苦，大便干结；舌质红，苔黄腻，脉滑数皆为痰热之象。方中半夏、茯苓、白术健脾化痰；桑白皮、枳实、鱼腥草、前胡、浙贝母、竹茹、黄连清心降火化痰；珍珠母镇心安神；夏枯草清热散结；甘草调和诸药。诸药合用，使痰热得清，心神得安，诸症平息。

六、肝胆湿热证

　　张某，男，58岁，司机。

　　初诊日期：2016年5月19日。

　　主诉：反复失眠2月余，再发加重5天。

　　刻下见：心烦不寐，严重时彻夜不眠，急躁易怒，口干口苦，患者自发病以来精神尚可，饮食一般，厌食油腻，大便尚可，小便短赤伴有灼热感。舌质红，苔黄，脉弦而数。

　　治法：利湿清热，养心安神。

　　处方：龙胆泻肝汤加减。

　　药物：龙胆草12克，姜竹茹12克，竹叶10克，车前草12克，泽泻10克，砂仁12克，炒枳壳10克，炒酸枣仁10克，地黄12克，百合12克。共7剂，日1剂，水煎服。

　　二诊：2016年5月26日。自诉心烦不寐、口干口苦等症改善明显，仍厌食油腻，小便基本正常。加黄芩6克，栀子10克，山楂10克，再投7剂。

　　三诊：2016年6月2日。自诉诸症皆明显好转，每晚睡眠时间5小时左右，饮食、二便正常，再予原方7剂以善其后。同时嘱患者少进食湿热、辛辣油炸之物，调畅情志，按时作息。3个月后随访，诉夜寐时间多保持五六小时。

　　按语： 本案患者乃嗜食酒肉，酿生湿热，蕴结肝胆，扰动心神，而致不寐。热扰心神，心神不宁，故见心烦不寐；湿热熏蒸肝胆，胆汁上逆，则口干口苦；肝主疏泄，调畅情志，湿热之邪影响气机运行，故见急躁易怒；湿热内蕴，故见小便短赤伴有灼热感；舌质红，苔黄，脉弦而数皆为肝胆湿热之象。方中用大苦大寒之龙胆草，入肝、胆经，清利肝胆湿热，独善其功，切中病机；辅以渗湿泄热之泽泻、车前草，导湿热从小便而去；地黄、百合养血滋阴，使邪去而阴血不伤；竹茹、竹叶清心泻火利尿；酸枣仁养心安神；砂仁、枳壳畅行脾胃之气，以复脾胃健运之职。诸药合用，共奏利湿清热、养心安神之功。

第三章　脾胃肝胆病证

中医学认为，脾胃、肝胆同居中州，经络相互络属，互为表里。从理论和临床角度，肝胆也理应归于中焦，与脾胃同居一室，共同发挥着疏理气机升降、协调气血运化的生理功能。因此，脾胃与肝胆之间存在着密切的相关性。肝居胁下，胆附于肝，功主疏泄。肝气条达则气机通畅，升降适度，出入有节；脾胃为人体气机升降之枢纽，脾胃、肝胆共主升降出入，肝胆的功能在很大程度上是通过脾胃的升降活动来体现的。在气机升降异常的病理变化上，肝胆与脾胃相通且相互影响，在临证中常见胸胁、胃脘、腹部胀满疼痛，食欲不振，嗳气，呃逆，黄疸，呕血等病症，而肝胃不和或肝脾不调等为常见证候。

第一节　胃痛

胃痛，又称胃脘痛，是以上腹胃脘部近心窝处经常发生疼痛为主症的病证。胃痛发生的常见原因有寒邪客胃、饮食伤胃、肝气犯胃、脾胃虚弱等方面。临床表现为疼痛部位位于上腹部近心窝处，痛可以牵连胁背，或兼见胸脘痞闷，恶心呕吐，纳差，嘈杂，嗳气，或吐酸，或吐清水，大便溏薄或秘结，甚至呕血、便血等。

一、寒邪客胃证

孙某，女，58岁。

初诊日期：2014年3月18日。

主诉：反复胃痛10余年，再发加重2周。

刻下见：胃脘隐痛，纳食不香，大便不调，着凉即泻，夜寐一般，神疲乏力，口干、尿黄，发病以来精神可，体重无减轻。舌质淡，苔白，脉象沉弦。

治法：健脾益气，温胃止痛，佐以清热。

处方：参苓白术散加减。

药物：党参10克，炒白术10克，茯苓15克，甘草5克，砂仁5克，陈皮10克，炒川楝子10克，醋延胡10克，煅瓦楞子20克，生姜3片，大枣6枚，炒黄芩10克。上方7剂，水煎服，每日1剂，分两次服用，忌辛辣生冷油腻之品。

二诊：2014年3月25日。自诉服上药后胃脘疼痛明显减轻，口干、尿黄消失。投以黄芪建中汤化裁，药用黄芪20克，桂枝6克，炒白芍15克，生姜3片，大枣5枚，佛手10克，此方6剂，服法同前。

三诊：2014年3月31日。自诉胃痛大减，口干、尿黄复见，纳食可，餐后困乏无力，舌质红，苔薄黄。继以3月18日之方加炒白芍15克，生姜减为2片，大枣为4枚，继服7剂，服法同前。

四诊：2014年4月7日。自诉虽口干，但尿已不黄，以二诊方加当归10克，再进7剂，服法同前。

五诊：2014年4月14日。胃痛虽未大发，但仍乏力、纳少，且新见微恶心，微咳，吐痰，口干。治以温中健脾止痛，佐以化痰止咳。药用桂枝5克，白芍15克，甘草5克，生姜3片，大枣4枚，醋延胡10克，木香6克，苦杏仁10克，法半夏10克，茯苓20克，紫菀10克，枇杷叶10克。共服7剂，水煎服。

六诊：2014年4月21日。痰除咳止，恶心消失，纳食转佳，身感有力，唯仍觉得脘中不适，食后脘胀，尿黄，以初诊方去黄芩加黄芪15克，蒲公英15克，炒白芍15克，连服14剂以善其后。

按语：胃痛的发生其病理性质有虚实两端。实证为气机阻滞，不通则痛；治疗多以疏肝理气为主。虚证为胃腑失于温熙或濡养，失养则痛；治疗多以温中补虚为主。本案患者为脾胃虚寒夹热证。治以健脾益气，温胃止痛，佐以清热。方选参苓白术散化裁。由于脾胃虚寒夹热，且寒多虚多热少，故治疗当始终将健脾益气，温胃止痛放在主导地位。把握了这点，治疗自可获得良好疗效。

二、饮食伤胃证

韦某，女，48岁。

初诊日期：2017年8月31日。

主诉：反复胃胀痛10余年，再发加重2周。

刻下见：胃痛，脘腹胀满，矢气频作，呕吐不消化食物，吐食、矢气后痛减，大便不爽，小便正常，舌红，苔厚腻，脉滑。

治法：消食化滞，和胃止痛，佐以健脾化痰。

处方：大补枳术丸加减。

药物：天花粉15克，麦冬15克，砂仁10克，醋香附12克，佛手10克炒，炒枳壳10克，黄连6克，厚朴（姜）10克，蒲公英15克，柏子仁12克，地黄12克，炒麦芽12克，甘草6克。共3剂，每日1剂，水煎饭后服。

二诊：2017年9月3日。自诉胃痛好转，三剂后呕吐减轻，然脘腹胀满，体倦食少，偶有心悸，舌质红，苔腻，脉滑。换服归脾汤加减，药用党参12克，炒黄芪12克，炒白术12克，蒲公英15克，黄连6克，炒黄芩12克，炒枳实10克，砂仁10克，木香10克，醋延胡索12克，炙甘草10克。共7剂，每日1剂，水煎饭后服。

三诊：2017年9月10日。自诉胃痛大减，呕吐已无，然脘腹胀仍存，食欲差，口干，大便溏，舌质红，苔腻，脉滑。以二诊方加生麦芽12克，牡丹皮12克，女贞子12克，山茱萸12克，建曲10克，莲子12克。连服7剂后未复诊，电话随访诉胃纳已开，腹胀减，胃痛无，二便调。

按语： 胃痛的发生其病理性质有虚实两端。实证为气机阻滞，不通则痛；治疗多以健脾和胃，兼疏肝行气为主。虚证为胃腑失于温熙或濡养，失养则痛；治疗多以温中补虚为主。本案患者为饮食伤胃证，食滞为主要原因，治以消食化滞，和胃止痛，佐以健脾化痰。方选大补枳术丸化裁。由于胃痛、呕吐减轻后，腹胀仍存，食欲未开，为脾受食滞、湿邪所困，失于运化，故治疗当补气健脾，化湿和胃。

三、肝气犯胃证

杨某，女，57岁。

初诊日期：2018年12月4日。

主诉：反复胃脘胀闷3年余，再发加重3天。

刻下见：素有胃疾，胃脘胀闷，攻撑作痛，脘痛连胁，嗳气频作，得嗳气后痛减，大便不畅，每因情志因素而痛作，舌淡，苔薄白，脉沉弦。

治法：疏肝解郁，和胃止痛。

处方：逍遥散加减。

药物：当归10克，炒白芍12克，炒白术12克，醋郁金12克，柴胡10克，醋香附12克，蒲公英12克，茯苓12克，黄芩10克，甘草6克，薄荷12克。共7剂，每日1剂，水煎饭后服。

二诊：2018年12月11日。自述服上药7剂后胃脘胀闷，嗳气症状明显好转，仍有脘痛连胁、大便不畅症状，舌淡，苔薄白，脉沉弦。守上方去茯苓，加延胡索10克，鸡内金12克，木香6克，再进7剂，每日1剂，水煎饭后服。

三诊：2018年12月18日。自诉临近年关，工作压力大，情绪波动，聚会食用辛辣之品多，胃脘胀闷，牙龈红肿疼痛，口臭，大便不畅，舌红，苔黄，脉弦滑。故改用清胃散化裁，用药：升麻10克，黄连6克，当归10克，地黄12克，牡丹皮10克，砂仁10克，醋香附10克，黄芩10克，天花粉12克，玉竹12克，炒蒲公英12克，炒酸枣仁12克，佛手10克，茯苓12克，甘草6克。共7剂，每日1剂，颗粒剂饭后温开水冲服。

四诊：2018年12月25日。服用上方7剂后，自诉胃痛、胀闷症状较前好转，然口干，食欲差，睡眠差，多梦，盗汗，大便硬，舌红，苔微黄，脉细弦。原方减升麻、砂仁、醋香附、黄芩，加用柏子仁10克，炒酸枣仁10克，天冬10克，麦冬10克，五味子10克，浮小麦15克，谷芽15克，郁金10克。共10剂，每日1剂，颗粒剂水冲饭后服。连服10剂后，胃已无胀闷痛，食欲渐可，嘱其畅情志，避风寒，慎起居，调饮食。

按语： 肝气犯胃多因情志不舒，肝气郁结，横逆犯胃所致。肝失疏泄，胃气郁滞，故胃脘、胁肋胀满疼痛，走窜不定；胃气上逆，则呃逆，嗳气；

气火内郁犯胃，故吞酸嘈杂；胃纳失司，故饮食减少；肝失条达，甚则气郁化火，故情绪抑郁、善太息，或烦躁易怒；苔薄白、脉弦为肝气郁滞所常见。若舌苔薄黄，则为气郁化火之征，治以疏肝解郁，和胃止痛为主，方选逍遥散化裁。而患者老年女性，素体阴虚，易受阳热而化火，喜食辛辣，肝郁与食积同时存在，故改用清胃散加减，后出现睡眠改变加用养心安神、敛汗之品为用。肝主疏泄，脾主运化，胃主受盛，三者的协调配合，是此证的关键。蒙师能辨识其证型变化，故能及时化裁而获此良效。

四、脾胃虚弱证

庄某，女，28岁。

初诊日期：2017年1月3日。

主诉：反复胃脘隐痛5年余，再发加重20天。

刻下见：胃痛隐隐，按压时痛减，空腹痛甚，食后痛减，口中常冒酸水，纳差，劳累后易疲倦乏力，手足四肢欠温，大便溏薄，舌淡苔白，脉迟缓。

治法：健脾渗湿，补气醒脾。

处方：参苓白术散加减。

药物：党参12克，炒黄芪12克，炒白术10克，茯苓10克，蒲公英12克，山药10克，麦芽10克，当归10克，白芍10克，黄芩10克，浮小麦15克，大枣10克，炙甘草10克。共7剂，每日1剂，颗粒剂分两次水冲服。

二诊：2017年1月10日。自诉胃脘疼痛频次较前减少，食欲渐开，近日情绪差，易生气郁闷，舌苔稍黄。守上方，加郁金10克，黄连6克，共7剂，每日1剂，颗粒剂水冲饭后服。

三诊：2017年1月24日。自诉复诊两次，规律服用完中药，胃痛少有发作，故推迟复诊时间，自觉晨起舌苔厚腻，舌诊舌边齿痕，舌苔稍腻。现守首诊方，加薏苡仁15克，泽泻12克，再进7剂，每日1剂，颗粒剂水冲饭后服。

四诊：2017年1月31日。自诉服用上方后症状好转，食欲仍稍差，月经含血块。守原方加谷芽15克，川芎10克，再进7剂，每日1剂，颗粒剂水冲饭后服。四诊后自诉胃脘症状未再发，嘱其规律饮食，忌食辛辣。

按语： 胃脘部隐痛的发生多属虚证，脾胃易因湿致其失运。本案患者以其脾胃气虚、湿邪困脾为病因，治疗先以健脾渗湿、补气醒脾为主，方选参苓白术散化裁。而患者女性，素有脾胃虚弱，又长期处于湿气较重的环境，脾虚与湿困同时存在，故用参苓白术散加减，后出现情绪波动，舌诊改变加用疏肝解郁、健脾消食之品为用。脾胃健运与化湿，是此证的关键。

第二节　嗳气

嗳气是指胃中之浊气上逆，经食管由口排出的病证。嗳气声音冗长，是气从胃中上逆；嗳气一证，有虚实之分，实者以食滞、肝郁为常见；虚者以脾胃虚弱为主。实者嗳气高亢，虚者嗳气低弱，在闻诊中即可辨清。见于《丹溪心法·嗳气》又称噫、噫气。多因脾胃虚弱，或胃有痰、火、食滞，使气滞中焦而上逆所致，也有因肺气不降而嗳气者。治宜和胃、理气、降逆以治标。并辨虚、实、痰、火、湿、滞以治本。常见证候有：食滞不化、胃中痰热、肝胃不和、脾胃虚寒等。

一、食滞不化证

赵某，女，56岁。

初诊日期：2018年9月18日。

主诉：反复嗳气2年，再发加重1周。

刻下见：2年前，无明显诱因出现饮食后嗳气频繁，食欲减退，腹部时有胀痛，未予重视及规律诊治，自诉服用"健胃消食片"后稍改善。1周前因聚餐后再次出现嗳气，夹杂酸腐臭味，嗳气声闷浊，偶有胸部憋闷，自觉腹胀、恶心呕吐，大便臭秽溏泄，舌质淡，苔厚浊，脉滑。

治法：消食导滞，理气和胃。

处方：保和丸合参苓白术散加减。

药物：神曲12克，山楂12克，麦芽12克，陈皮9克，太子参10克，黄芪10克，白扁豆10克，陈皮10克，青皮10克，山药12克，砂仁6克，薏苡仁12克，郁金10克，远志10克，鸡骨草12克，甘草6克。共7剂，每日1剂，颗粒剂水冲饭后服，嘱其少食多餐，以易消化食物为主。

复诊：2018年9月25日。自诉服药后嗳气频次减少，腹胀、恶心症状较前减轻；仍有口臭，睡眠差，不易入睡，偶有头晕。守原方，加佩兰9克，天麻10克。再进14剂，每日1剂，颗粒剂水冲饭后服，以愈其余症。

按语：嗳气的病名首次出现于《黄帝内经》。如《素问·宣明五气》谓："胃为气逆为哕。"《素问·宝命全形论》谓："病深者，其声哕。"称其为"哕"病。《灵枢·口问》曰："谷入于胃，胃气上注于肺。今有故寒气与新谷气，俱还入于胃，新故相乱，真邪相攻，气并相逆，复出于胃，故为哕。"该病案病机为食滞胃脘，胃气上逆。治以消食导滞，理气和胃，以保和丸为主方，合益气健脾、渗湿止泻的参苓白术散化裁，复诊时加芳香化湿的佩兰和平肝潜阳的天麻，对证治疗其变化。

二、胃中痰热证

陈某，女，58岁。

初诊日期：2018年7月8日。

主诉：频繁嗳气1月余。

刻下见：1月前无明显诱因出现口干舌燥，饮水后无缓解，腹部胀闷，嗳气频频，嗳气后好转，未行特殊治疗。现嗳气胸闷，口渴唇干，时有呕吐清水痰涎、咳嗽，舌质红，苔黄腻，脉滑数。

治法：清热化痰，和胃降逆。

处方：温胆汤加减。

药物：法半夏12克，陈皮12克，竹茹9克，炒白术12克，山豆根10克，板蓝根12克，桑叶12克，紫苏叶12克，枇杷叶12克，淡竹叶12克，苦杏仁（燀）12克，芦根12克，防风12克，甘草6克。共7剂，每日1剂，水煎饭后服。电话随访3个月嗳气未再频作。

按语：嗳气多为其他消化系统疾病的伴随症状，但该症状为主要表现时会严重影响生活，故应发挥中医药在该病的优势。该病案病机为积热郁痰，滞于胃脘，治以清热化痰，和胃降逆，方选温胆汤化裁。患者病程短，症状相对较轻，蒙师辨证准确，故药到病除。

三、肝胃不和证

杨某，女，48岁。

初诊日期：2018年8月12日。

主诉：嗳气频繁3个月，再发加重4天。

刻下见：3个月前因与人争吵后出现嗳气、腹胀、胸闷、胁肋隐痛，休息后可缓解，症状常随情绪波动。4天前因情绪波动再次出现嗳气频繁，嗳声响亮，胸闷不舒，胁肋隐痛，舌质青，苔薄白，脉弦。

治法：疏肝理气，降逆和胃。

处方：柴胡疏肝散合旋覆代赭汤加减。

药物：柴胡6克，芍药9克，青皮10克，党参12克，旋覆花9克，代赭石9克，黄芪12克，炒白术12克，茯苓12克，砂仁6克，薏苡仁12克，当归10克，醋香附10克，炒麦芽12克，蒲公英15克，甘草6克。共10剂，每日1剂，水煎饭后服。

复诊：2018年8月22日。自诉嗳气症状改善，但食欲未开，腹胀、胸闷、胁肋隐痛仍存在。守原方，加用佛手9克，枳实9克，郁金12克。再进7剂，每日1剂，颗粒剂水冲饭后服，嘱其调畅情志。后电话随访3个月，症状好转。

按语：嗳气多因胃肠道紊乱导致，核心问题是胃的动力不足，常见病因有胃食管反流病、情志不遂、饮食不节、胃出口梗阻、食管裂孔疝、消化性溃疡等。嗳气常发生于进食后，且常伴有胃灼热、酸性液反流以及腹胀，兼有吞咽困难、恶心、体重减轻、呼吸困难、呼吸急促、咳嗽和口臭等症状。该病案病机为肝气郁结，横逆犯胃，治以疏肝理气，降逆和胃，方选柴胡疏肝散合旋覆代赭汤化裁平肝降逆。

四、脾胃虚寒证

颜某，男，43岁。

初诊日期：2017年9月14日。

主诉：反复嗳气半年。

刻下见：半年前无明显诱因出现嗳气频作，声低弱，口淡，胃脘部冷痛，喜温喜按，未予特殊处理。现仍嗳气时作时止，嗳气声低弱，泛吐清水，食欲差，神疲乏力，面色少华。舌质淡，苔白薄，脉迟缓。

治法：补气助阳，健脾和胃。

处方：六君子汤加减。

药物：党参10克，炒白术10克，黄芪10克，制远志6克，炒麦芽10克，砂仁3克，百合10克，陈皮6克，法半夏6克，炒鸡内金3克，大枣10克，葛根10克，炙甘草3克，牛膝10克。共5剂，每日1剂，颗粒剂水冲饭后服。

复诊：2017年9月20日。自诉嗳气等症状较前改善，为善其余症，再进7剂，每日1剂，颗粒剂水冲饭后服。嘱其慎起居，调饮食，畅情志，避风寒。

按语：该病病名多有变化，最早见于《黄帝内经》的记载，属于"酸"之病。《素问·至真要大论》的病机十九条谓"诸呕吐酸，暴注下迫，皆属于热"，将酸水上泛引起的即刻吐出称为"吐酸"。该证名见于《丹溪心法·嗳气》，指气从胃中上逆。胃出而作声，多见于饱食之后。《伤寒指掌》卷三谓："嗳气者，因气抑遏不宣，上逆作声而嗳气，每有饱食之后而作者，可知其因于胃气郁滞也。"嗳气声冗而长，常兼有脘腹饱胀感，多由过食生冷，或过用苦寒泻下之品，或胃虚日久，他病失养，损伤胃阳所致。该病案胃阳不足，虚寒内生，阻滞气机，故见胃脘冷痛且时发时止，病属虚寒则喜温喜按；受纳腐熟功能减退，胃气失降，则见食少脘痞，泛吐清水；阳虚生寒，津液不化，则见畏寒肢冷，口淡不渴；胃阳亏虚，温化不足，则见舌淡胖，苔白滑，脉沉迟无力。病机为脾胃气虚，纳运失常。治以补气助阳，健脾和胃，方选六君子汤化裁。

第三节　腹痛

腹痛是指胃脘以下，耻骨毛际以上的部位发生疼痛为主症的病证。腹胀痛（消化不良）是中医内科常见病，多因外邪入侵、饮食所伤、情志失调或气血不足、阳气不足等，引起腹部脏腑气机不利，经脉气血阻滞，不通则痛。现将腹痛按病因、病机及临床症状主要归纳为以下证型：寒邪内阻、湿热壅滞、中脏虚寒、饮食积滞、气滞血瘀等。

一、寒邪内阻证

韦某，男，41岁。

初诊日期：2012年10月11日。

主诉：反复腹胀痛5年，再发加重1周。

刻下见：5年前自觉腹胀痛，胃脘部不适，食欲差，时有恶心，经中西医结合治疗病情好转。最近朋友聚餐因饮少量冰冻啤酒后致腹胀加重，纳食不香，伴倦怠乏力，脘腹痞满，大便稀溏，时而形寒怕冷，自汗，夜间睡眠可。遂来就诊，现症见：精神欠佳，恶心，不欲饮食，伴倦怠乏力，脘腹痞满，形寒怕冷，小便自调。舌质淡，苔白，脉沉。

治法：健脾和胃，调和营卫。

处方：四君子汤合桂枝汤加减。

药物：甘草3克，黄芪30克，炒党参10克，炒白术10克，茯苓15克，陈皮6克，砂仁5克，桂枝6克，炒白芍10克，生姜3克，大枣6枚。上方7剂，每日1剂，水煎服，忌食生冷油腻及辛辣之品，宜食清淡易消化食品。

复诊：2012年10月17日。自诉服上药后诸症均减，效不更方，原方再进7剂，诸症悉除。随访半年未见复发。

按语：本案患者因平素体虚脾弱、中气不足，复加寒邪客于肌表，致使营卫失和。治以健脾和胃，调和营卫。投以四君子汤合桂枝汤化裁，恰中病所。既补脾胃、建中阳，又和营卫且不壅滞，故能药到病除。

二、湿热壅滞证

赵某，男，72岁，退休。

初诊日期：2016年4月19日。

主诉：反复腹痛半年，再发加重1周。

刻下见：半年来腹痛拒按，胸闷不舒，情绪易烦躁，口渴饮冷，自汗，大便时有溏滞不爽，小便短赤，舌质红，苔黄燥，脉象滑数。

治法：泄热通腑，行气导滞。

处方：香砂六君子汤加减。

药物：醋香附12克，砂仁10克，佛手10克，蒲公英15克，黄芪12克，炒白术12克，黄芩10克，北沙参12克，玉竹12克，醋延胡索10克，海螵蛸12克，姜厚朴10克，甘草6克。共7剂，每日1剂，水煎饭后服。

二诊：2016年4月27日。自诉腹痛较前缓解，但情绪仍然很差，口苦咽干，既往有高血压病史，偶有头晕目眩，食欲差，恶心欲呕，自觉头身困重。守上方，现加用木香10克，豆蔻10克，生薏苡仁15克，炒麦芽12克，枳实10克，茯苓12克，柴胡10克，再进7剂，每日1剂，水煎饭前服。

三诊：2016年5月3日。自诉腹痛暂未发，近期劳累后头晕加重，时有恶心欲呕，血压控制不好，睡眠差，夜间汗出，舌苔黄腻或黄燥，脉象滑数。故改用天王补心丹化裁，用药：天麻10克，夏枯草12克，钩藤10克，煅石决明10克，盐杜仲10克，盐牛膝10克，桑寄生10克，炒酸枣仁10克，黄连6克，炒枳实10克，生珍珠母15克，泽泻12克，浙贝母12克，甘草6克。共6剂，每日1剂，水煎饭后服。

四诊：2016年5月9日。自诉近期规律服药后，眩晕症状改善，睡眠质量稍有提高；夜间汗出减少，仍偶有腹痛，食欲尚未恢复。现守首诊方，加木香10克，党参10克，再进7剂，每日1剂，水煎饭后服。后五诊症状未见明显变化，守上方再进7剂以善其后。随访半年未见复发。

按语：本案患者以湿热壅滞，阻滞气机为主要原因。治以泄热通腑，行气导滞。方用香砂六君子汤化裁，恰中病所。既除湿热、益气健脾，又行气导滞，故能药到病除。

三、中脏虚寒证

黄某，男，55岁。

初诊日期：2017年1月3日。

主诉：反复腹部隐痛5年，再发加重1月。

刻下见：腹部隐痛，时作时止，痛时喜温喜按，饥饿劳累时加重；平素怕冷，四肢常冰冷，食欲差，睡眠可，大便溏薄，精神易疲乏、呼吸气短，舌淡苔白，脉象沉细。

治法：温中补虚，缓急止痛。

处方：黄芪建中汤加减。

药物：黄芪9克，白芍12克，蒲公英15克，砂仁（醋）10克，延胡索12克，北沙参12克，玉竹12克，饴糖15克，麦冬12克，天花粉12克，黄连6克，生麦芽12克，生稻芽12克，炙甘草6克。共7剂，每日1剂，水煎分两次内服。

二诊：2017年1月10日。自诉服药7剂后气短易疲乏的症状好转，腹部仍时有隐痛，自觉腹胀，劳累后腰膝酸软，查大便隐血（＋），大便努挣，小便自调，睡眠尚可。现改用归脾汤化裁，用药：太子参15克，黄芪12克，炒白术12克，盐杜仲12克，盐牛膝10克，蒲公英12克，黄柏10克，知母10克，黄连6克，砂仁10克，醋香附10克，醋延胡索10克，天花粉12克，牡丹皮10克，甘草6克。共7剂，每日1剂，水煎分两次内服。

三诊：2017年1月17日。自诉腹痛较前好转，既往有高血压病史，现眩晕，眼花，口燥、咽干、手足四肢不冷反热。现改为杞菊地黄汤化裁，用药：枸杞12克，菊花12克，生地黄12克，熟地黄12克，天冬12克，麦冬12克，天麻10克，柏子仁12克，炒酸枣仁10克，砂仁10克，醋香附10克，黄芪12克，盐杜仲12克，忍冬藤10克，甘草6克。再进7剂，每日1剂，水煎饭前服。电话随访3个月未再发腹痛。

按语：腹痛之中脏虚寒证多由过食生冷，或过用苦寒泻下之品，或胃虚日久，他病失养，损伤胃阳所致。胃阳不足，虚寒内生，阻滞气机，故见胃脘冷痛且时发时止，病属虚寒则喜温喜按；受纳腐熟功能减退，胃气失降，则见食少脘痞、泛吐清水；阳虚生寒，津液不化，则见畏寒肢冷、口淡不渴；胃阳亏虚，温化不足，则见舌淡胖、苔白滑、脉沉迟无力。本病案患者因虚致实，脾胃阳虚为本。治以温中补虚，缓急止痛。方用黄芪建中汤化裁，恰中病所。补气之后疼痛好转，而腹胀、腰膝酸软等症状未改善，改原方为归脾汤化裁，加用清热解毒、补阳之品为用。三诊因既往高血压病史致头晕，故改为滋养肝肾之方。该案中脏虚寒为本，服药后病情变化快，蒙师始终能抓其病机变化，及时调整，故能获其疗效。

四、饮食积滞证

江某，女，61岁。

初诊日期：2017年3月14日。

主诉：反复腹部胀满疼痛半年，再发加重2周。

刻下见：腹部胀满疼痛，适逢年关，曾食用大量肥甘厚味之品，现默默不欲饮食，嗳气频作，时有呕吐吞酸，腹痛而欲泻，泻后痛减，舌质淡，苔白腻，脉滑实。

治法：消食导滞，理气止痛。

处方：香砂六君子汤加减。

药物：砂仁10克，醋香附10克，党参10克，黄芪10克，炒白术10克，谷芽10克，茯苓10克，黄芩10克，蒲公英15克，柴胡6克，六神曲10克，甘草10克。共7剂，每日1剂，颗粒剂水冲饭后服。

二诊：2017年3月21日。自诉服药之后腹胀感较前缓解，现咽干咽痒，时有咳嗽，食欲渐开。守上方，减砂仁、香附、黄芩、蒲公英、茯苓，加用桑叶10克，枇杷叶10克，紫苏叶10克，炒枳壳10克，前胡10克，百部10克，川贝母6克，北沙参（另包）10克，苦杏仁（燀）10克，再进7剂，每日1剂，水煎饭后服。

三诊：2017年3月28日。自诉服用药物后咳嗽咽干症状好转，但晨起及夜间仍存在，伴随咳痰，舌红，苔白腻。守二诊方化裁，加桔梗10克，连翘12克，法半夏10克，陈皮10克，青皮10克，炒白术12克，生紫菀10克，淡竹叶10克，再进7剂，每日1剂，水煎饭后服。

四诊：2017年4月3日。自诉服药后咳嗽等症好转，故药后未及时复诊，而两天前因聚会，暴饮暴食及饮酒后致腹胀满疼痛再发。现守首诊方，再进10剂，每日1剂，水煎饭后服，嘱其避风寒、调饮食、畅情志、慎起居。后电话随诊半年未发腹痛。

按语：腹痛是中医内科常见病，该证多由暴饮暴食，食积不化，或素体胃虚，饮食难化，停积于胃所致。饮食停滞，气机不利，故见脘腹痞胀作痛；内有实邪，拒于受纳，则见拒按、厌食；胃失和降，积邪上逆，则呕吐酸腐食物，邪有出路则吐后好转；食积下走肠道，则泻下臭秽；饮食积滞，则见舌苔厚腻、脉滑实。该病案患者脾胃虚弱，饮食积滞为本。治以消食导滞，理气止痛。方用香砂六君子汤化裁，恰中病所。患者老年女性，阴虚体质，理气健脾，消食后，阴虚症状出现，及时调整滋阴之品，宣肺止咳，此证易反复，嘱其调饮食，避风寒，慎起居后，患者再发频次明显减少。蒙师抓住其病因病机的本质，及时调整，故能获其疗效。

五、气滞血瘀证

梁某，女，62岁。

初诊日期：2017年6月29日。

主诉：反复腹部刺痛4年余，再发加重3天。

刻下见：4年前曾因腹部刺痛，黑便，住院诊断为"消化道出血"，期间未规律服用药物，腹痛反复。两天前因与人争吵后出现腹痛，痛势较剧，疼痛拒按，痛处不移，便秘，肢体酸楚，舌质青紫，苔薄白，脉弦涩。

治法：活血化瘀，和络止痛。

处方：桃核承气汤合银翘散加减。

药物：桃核12克，大黄6克，金银花10克，连翘10克，葛根15克，炒白术15克，淡竹叶10克，荆芥10克，防风10克，苦杏仁10克，砂仁10克，甘草6克。共3剂，每日1剂，颗粒剂水冲饭后服。

二诊：2018年7月2日。自诉服3剂药物之后，表证均解决，而出现体倦、神疲、食少、午后和夜间发热，劳累后出现心慌、气喘。现改为归脾汤化裁，用药：党参12克，黄芪12克，炒白术12克，茯苓12克，炒枳实12克，醋香附12克，蒲公英12克，砂仁6克，玉竹12克，甘草6克。共7剂，每日1剂，水煎饭后服。

三诊：2017年7月9日。自诉乘车时感受风寒后，腹痛再发，咳嗽咳痰，肢体酸痛，畏风。守首诊方，再进7剂，每日1剂，水煎饭后服。

按语：本案既往出血病史，与人争吵的诱因而发病，乃气滞血瘀证型明确，治以活血化瘀，和络止痛。方选桃核承气汤合银翘散化裁，恰中病所。患者老年女性，既往出血病史，有气滞的症状出现，辨证准确，用药得当，抓住其病因病机的本质，故能获其疗效。

第四节　泄泻

泄泻是以排便次数增多，粪便稀薄或完谷不化，甚至泻出如水样为主症的病证。多因正气内虚，感受外邪，饮食不节或七情不和，损伤脾胃所致。泄泻的主要病变在于脾胃和大小肠，关键在于脾胃功能障碍。据病因病机和临床表现，常见证候有：寒湿泄泻、湿热泄泻、食滞胃肠、肝气乘脾、脾胃虚弱、肾阳虚衰等。

一、感受外邪证

闭某，男，43岁。

初诊日期：2017年3月2日。

主诉：腹泻3天。

刻下见：3天前受寒后，出现腹痛腹泻，泻下清稀，如水样，肠鸣音活跃，脘闷食少，恶寒发热，鼻塞头痛，肢体酸痛、困重，舌质淡，苔白腻，脉濡缓。

治法：健脾燥湿，解表散寒。

处方：藿香正气散加减。

药物：藿香15克，法半夏10克，陈皮10克，桔梗10克，紫苏梗10克，紫苏子10克，黄芪12克，浙贝母12克，麦芽12克，泽泻10克，炒鸡内金10克，前胡10克，炒枳实10克，桑白皮10克，甘草6克。共7剂，每日1剂，颗粒剂水冲饭后服。

复诊：2017年3月8日。自诉服药3剂后，大便逐渐正常，头身困重酸楚感全消除，食欲渐开。嘱其服用完剩余剂量，守上方再进三剂，固其表，宣其肺，散其寒，渗其湿，以善其后。

按语：寒湿阻碍脾胃正常运化、大肠主津、小肠主液的功能，多由外感寒湿，或过食生冷，致寒湿内停，或嗜食甘肥，湿浊内生，外湿内湿，互为因果，导致脾阳困阻，运化失常所致。寒湿困脾，湿阻气机，故见脘腹痞闷、腹痛便溏；湿阻气机，胃气上逆，则见泛恶欲吐、口腻不渴；湿遏清阳，则见头身困重；寒湿困脾，水湿不化，则见肢体浮肿、小便短少；寒湿困阻中阳，阻遏肝胆疏泄失调，胆汁外溢肌肤，则见面目肌肤发黄、色泽晦暗；寒湿内盛，则见舌淡体胖，苔白腻，脉濡缓或沉细。该病案患者感寒病史明确，四诊为湿盛之证，故辨证为寒湿泻，治以健脾燥湿，解表散寒，方选藿香正气散加减。蒙师辨证准确，处方合理，兼顾兼证，故能药后收此良效。

二、食滞胃肠证

陈某，男，10岁。

初诊日期：2016年8月30日。

主诉：腹泻2天。

刻下见：2天前因班级秋游活动后，出现肠鸣音亢进，脐周腹痛，腹泻，大便酸臭，夹杂不消化之物，泻后痛减轻，嗳气频作，口气酸腐，不思饮食，舌质淡，苔垢浊，脉滑。

治法：消食导滞，和中止泻。

处方：保和丸加减。

药物：山楂12克，六神曲12克，党参5克，黄芪5克，炒白术5克，茯苓5克，麦芽6克，炒鸡内金6克，连翘5克，厚朴5克，甘草3克。共4剂，每日1剂，颗粒剂水冲饭后服。

二诊：2016年9月3日。服药后大便自调，肚周腹痛大减，食欲渐开，舌诊苔变薄，守原方再进5剂，巩固其疗效。

三诊：2016年9月8日。自诉大小便自调，为复查复诊，未诉特殊不适。嘱其服完余方即可。

按语：腹泻辨证首先辨其虚实，再探其寒热。其根本仍属于脾虚湿盛。治泻有《医宗必读》之九法：淡渗、升提、清凉、疏利、甘缓、酸收、燥脾、温肾、固涩，临床应熟练掌握其病机并加以灵活应用。该病案患儿饮食积滞病史明确，小儿脾胃功能尚未健全，故治以消食导滞，和中止泻，配以补气健脾之品。

三、肝气乘脾证

陈某，女，60岁。

初诊日期：2016年10月25日。

主诉：反复腹泻5年，再发加重3天。

刻下见：5年前无明显诱因出现胸胁胀闷，时有腹痛腹泻，嗳气频频，烦

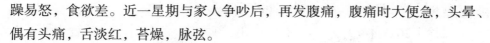

躁易怒，食欲差。近一星期与家人争吵后，再发腹痛，腹痛时大便急，头晕、偶有头痛，舌淡红，苔燥，脉弦。

治法：抑木扶土，疏肝解郁。

处方：痛泄要方加减。

药物：苍术（麸炒）10克，白芍9克，天花粉12克，桑白皮10克，北沙参12克，麦冬12克，地黄12克，黄连6克，姜厚朴10克，生稻芽12克，薏苡仁12克，砂仁10克，甘草6克。共7剂，每日1剂，水煎饭后服。

复诊：2016年11月1日。自诉服用药物后腹痛较前减轻，食欲渐开；现口干欲饮冷，烦躁易怒，睡眠质量差，梦多。守上方，减苍术、砂仁、厚朴，加百合12克，知母10克，石斛12克，牡丹皮10克，佛手10克，炒枳壳10克，共7剂，每日1剂，水煎饭后服。嘱调畅情志，注意饮食起居。电话随诊3个月未发。

按语：泄泻病机以脾虚湿盛为根本，夹有寒湿、湿热、食积、肝郁等病因，故能演化出临床上多种证型。本病案患者既往痛则泻的病史与痛泻要方贴切，肝郁脾虚症状明显。患者为老年女性，阴虚体质，健脾渗湿之品不可过服，口干烦躁即提示。此病案病机脾土虚弱时，肝木相对性的过旺而乘，治则抑木扶土，疏肝解郁。蒙师洞察其机，选方贴切，故能息其病证。

四、脾胃虚弱证

农某，女，61岁。

初诊日期：2017年9月21日。

主诉：反复腹泻10余年，再发加重1周。

刻下见：近十年，反复发作腹泻，劳累后出现，大便先干后稀，夹杂不消化食物。1周前，因进食油腻之物，则大便次数增多，食欲减弱，脘腹胀闷不舒，面色萎黄，四肢重着、易累，舌淡苔白，脉细弱。

治法：健脾化湿，益气止泻。

处方：参苓白术散加减。

药物：党参10克，黄芪10克，炒白术15克，山药15克，砂仁10克，青皮10克，陈皮10克，薏苡仁12克，黄连6克，升麻10克，木香10克，甘草6

克。共6剂，每日1剂，颗粒剂水冲饭后服。

二诊：2017年9月27日。自诉服用6剂之后，腹泻未见，大便自调；自觉头身困重，腰膝酸软，易疲乏，但睡眠差，不欲饮食，舌诊苔稍腻。现守上方，加生地黄12克，熟地黄12克，北五味子10克，茯苓12克，生稻芽15克，盐牛膝10克，百合12克，盐杜仲10克。共7剂，每日1剂，水煎饭后服，嘱其忌食辛辣、油腻滋补之品。

三诊：2017年10月4日。自诉服药后首诊症状较前完全改善，但眼睛红肿疼痛，舌诊舌红苔腻。守二诊方加夏枯草12克，谷精草12克，泽泻10克，黄芩10克，姜厚朴10克。共7剂，每日1剂，水煎分两次内服。

按语： 泄泻病机以脾虚湿盛为根本，夹杂寒湿、湿热、食积、肝郁等病因。本病案患者病程长，脾虚为本，湿困亦存在。此病案病机为久病脾胃虚弱，湿困失于运化，治则健脾化湿，益气止泻，方选参苓白术散化裁。

五、肾阳虚衰证

陈某，女，46岁。

初诊日期：2016年5月26日。

主诉：反复晨起时腹痛腹泻1年，再发3天。

刻下见：1年以来，凌晨常因腹痛欲泻而起，肠鸣音活跃，泻后痛减。3天前因劳累，再次出现黎明前，腹部作痛欲泻，肠鸣辘辘，泻后则安，四肢厥冷，腰膝酸软，月经延迟，且量少，舌淡胖苔白，脉沉细。

治法：温肾健脾，固涩止泻。

处方：四神丸加减。

药物：补骨脂9克，生地黄12克，熟地黄12克，地骨皮10克，益母草12克，盐杜仲10克，盐牛膝10克，肉豆蔻12克，独活10克，桑寄生10克，女贞子10克，络石藤10克，甘草6克。共7剂，每日1剂，水煎饭前服。

复诊：2016年6月2日。自诉晨起时腹痛减轻，肠鸣减弱，自觉舌苔厚腻，身体困重、疲乏，情绪波动大，易怒，食欲差。守上方，加党参12克，黄芪12克，炒白术10克，山药12克，泽泻10克，炒鸡内金10克，生麦芽10克，醋郁金10克。共7剂，每日1剂，水煎饭后服。

按语：肾阳虚泄泻多因素体阳虚、老年体衰、久病不愈、房事太过，或其他脏腑病变累及于肾，以致命门火衰，温煦失职，性欲减退，火不暖土，气化失职而成本证。肾阳虚衰，腰府、骨骼失于温养，故腰膝酸冷疼痛，畏寒肢冷，下肢尤甚；阳虚温运失职，血不上荣，故面色㿠白，头目眩晕，精神萎靡；肾阳虚惫，阴寒内盛，气血运行不畅，则见面色黧黑；命门火衰，性功能减退，故性欲低下，宫寒不孕；阳虚气化失职，肾气不固，故小便频数清长，夜尿频多；火不暖土，脾失健运，故久泄不止，完谷不化，五更泄泻；肾阳不足，气血运行乏力，则舌淡胖，苔白，脉沉弱。因此本病案为五更泻，辨证准确。围绝经期妇女，忌用纯补阳之品，可阴中求阳。

第五节　便秘

便秘是指排便不畅，时间延长，艰涩不通的一种病证。便秘其病机包含：年老体衰，精血亏虚，润肠之力减弱；脾虚气滞，运化失灵，输布津液与推动糟粕乏力；燥结日久化热，热反伤津，加重燥结，引发他症。治疗当以补精血，润肠燥，健脾行气，佐以清热为法。据四诊及相关病史，常见证候为：实证（气秘、热秘、冷秘），虚证（气虚秘、血虚秘）。

一、气血亏虚证

唐某，女，66岁。

初诊日期：2016年11月10日。

主诉：反复便秘5年。

刻下见：5年来排便困难，虽大便不甚干结，有便意，却努挣，便后汗出短气、乏力，面白神疲，肢体疲倦乏力、欠伸懒言，舌淡苔白，脉弱。

治法：益气养血，润肠通便。

处方：润肠丸加减。

药物：火麻仁12克，桃仁（燀）10克，苦杏仁（燀）10克，大黄6克，天花粉15克，玉竹12克，地黄12克，黄芪12克，党参12克，厚朴（姜）10克，肉苁蓉（酒）10克，炙甘草10克。共7剂，每日1剂，水煎饭后服。

复诊：2016年11月17日。自诉服用该方后，排便后的劳累感减轻，自觉口干口臭、小便偏黄，时有头痛目赤。守原方加女贞子10克，当归12克，芦荟12克，再进10剂，每日1剂，水煎饭后服，嘱其食用易消化流质食物。电话随诊半年，排便较前顺畅。

按语：本案中首先针对气虚和血虚之主症，导致津液乏源，选用玉竹、地黄、黄芪、党参、厚朴、肉苁蓉等大量益气补血之品。其次，针对肠燥兼阴虚热证，选用补益气血之品时亦注意阴虚体质不可过服，以免导致阳热内盛。既益气养血，且力缓不助阳热相对亢盛之弊。重点突出，配伍精佳，再佐饮食调节，遂收病愈之效。

二、燥结化热，热盛津伤证

唐某，女，27岁。

初诊日期：2016年11月10日。

主诉：腹痛、便秘1年余。

刻下见：1年前无明显诱因出现腹胀腹痛，大便时肛门灼热，小便黄，未予重视。半年前因便秘，自行购买开塞露可排便，仍有排便不爽。现腹胀腹痛，大便干结，口干口臭，面红心烦，午后或夜间发热，小便短赤，舌红，苔黄燥，脉滑数。

治法：泻热导滞，急下存阴。

处方：大承气汤加减。

药物：大黄12克，姜厚朴10克，枳实9克，天花粉12克，玉竹12克，北沙参12克，黄芪12克，生稻芽12克，牡丹皮10克，醋郁金10克，苦杏仁（燀）10克，当归10克，甘草6克。共7剂，每日1剂，水煎饭后服。

复诊：2016年11月17日。自诉腹痛腹胀明显缓解，大便顺畅，睡眠差，情绪波动大，舌诊舌红，苔黄，脉细数。守上方，减大黄、黄芪，加熟地黄12克，天冬12克，火麻仁12克，醋郁金10克，合欢皮10克，百合12克，再进7剂，每日1剂，水煎饭后。后电话随诊半年，又于当地医院服用复诊方10剂后，二便自调。

按语：便秘是常见的消化道症状，日常生活中未引起特殊的并发症时不会予以重视，但临床辨证当分其虚实。不可见其不通，即投以大量荡涤肠道之品，不仅伤其津液，还加重燥结。本案中患者热证明显，便秘日久，虽用开塞露通便，但未抓住本质，燥结日久而生热为主要病机，治以泻热导滞，急下存阴，7剂后出现阴虚舌脉象等症状，故减峻下燥烈之品，加用滋阴解郁等药类以兼顾其变化。辨证准确，配伍精佳，化裁有道，再佐饮食调节，遂收病愈之效。

三、脾虚气滞，津液失输证

黄某，女，84岁。

初诊日期：2018年1月28日。

主诉：反复腹痛、便秘2年，再发加重2周。

刻下见：2年前因慢性萎缩性胃炎，住院治疗，后腹痛反复发作，大便干结，虽有便意但排出不爽。2周前，因情绪波动后出现3天未解大便。现自觉大便不甚干结，欲便不得出，肠鸣矢气，腹中胀痛，嗳气频作，食欲差，胸胁痞满，舌质淡，苔薄腻，脉弦。

治法：补气健脾，顺气导滞。

处方：黄芪汤加减。

药物：太子参12克，黄芪15克，炒白扁豆15克，玉竹15克，炒火麻仁15克，炒莱菔子12克，莲子12克，当归10克，姜厚朴10克，生麦芽12克，甘草6克。共3剂，每日1剂，水煎饭后服。

二诊：2018年3月5日。自诉服药3剂后，大便通畅后未再服药，近日再次出现首诊症状，大便五日未行，夜间自觉心热，腰膝酸软，肛门坠胀。现将原方改为补中益气汤合麻子仁丸化裁，用药：黄芪12克，山药12克，炒白术12克，地黄12克，麦冬12克，白芍12克，姜厚朴10克，苦杏仁（燀）10克，火麻仁12克，盐牛膝10克，甘草6克。共7剂，每日1剂，水煎服。

三诊：2018年3月15日。自诉服药7剂后，便秘改善，小便多，自觉下半身冷，舌诊质淡而胖，苔薄白。故改复诊方为肾气丸加减，用药：山茱萸12克，地黄10克，泽泻10克，盐车前子10克，牡丹皮10克，炒白术10克，茯苓12克，猪苓10克，盐杜仲10克，盐牛膝10克，忍冬藤12克，炙甘草10克。共10剂，每日1剂，水煎饭后服。

按语： 便秘的问诊一定要详细，精确其每日次数、时长。治疗上更不可见其不通，即投以大量荡涤肠道之品，不仅伤其津液，还加重燥结。本案患者脾虚气滞致使便秘日久，患者为老年女性，肾阳虚症状明显，但腹痛便秘为标，急则治标，治以补气健脾兼顺气导滞。患者停诊1月后复诊，便秘再现，肛门坠胀出现，故改为补中益气汤加麻子仁丸去小承气汤为用。服药7剂后症状改善，肾阳虚症状为主，故改用肾气丸化裁。

第六节　胁痛

胁痛是指以一侧或两侧胁肋部疼痛为主要表现的病证，也是临床比较多见的一种自觉症状。《黄帝内经》明确指出胁痛的发生主要是由于肝胆病变。其病因病机，除气滞血瘀，直伤肝胆外，同时和脾胃、肾有关。现临床常见证型为：肝气郁结、瘀血停着、肝胆湿热、肝阴不足等。

一、肝气郁结证

李某，女，49岁。

初诊日期：2016年9月27日。

主诉：反复胁肋胀痛1年余，再发加重3天。

刻下见：1年前出现胁肋胀痛，走窜不定，疼痛剧烈时放射至胸、肩背、臂，期间反复发作。3天前，因家中事情，争吵后胁肋胀痛再发，胸闷腹胀，嗳气频作，嗳气后胀痛稍缓解，食少纳呆，口苦，睡觉时汗出身热，舌红，苔薄黄，脉弦。

治法：疏肝解郁，滋阴降火。

处方：知柏地黄丸加减。

药物：知母10克，黄柏10克，生地黄15克，熟地黄15克，牡丹皮10克，泽泻10克，天麻10克，麦冬15克，盐牛膝10克，地骨皮10克，女贞子10克，天花粉15克，甘草6克。共7剂，每日1剂，水煎饭后服。

复诊：2016年10月8日。自诉服药后胁痛较前缓解，发作时未见放射，而睡眠差，时有盗汗，易烦躁。守原方，减牡丹皮、泽泻，加酸枣仁12克，远志10克，再进7剂。嘱患者调畅情志，后随访半年未再发。

按语：胁痛基本病机为肝失其疏泄的功能，导致气机不利，含有"不通则痛"或"不荣则痛"两类，常以气滞在先，血瘀、湿热夹杂为病。蒙教授认为，该患者为肝郁气滞，日久不通，阻滞胁肋部而见疼痛，又为围绝经期妇女，当疏肝解郁，滋阴降火。后因睡眠差、烦躁，加用宁心安神之品后其病自愈。辨证为实证，夹杂有肝肾阴虚的体质，辨别准确，故能得其疗效。

二、瘀血停着证

李某，男，38岁。

初诊日期：2016年5月5日。

主诉：右侧胁肋刺痛半年，再发加重1周。

刻下见：半年前患者因不慎摔倒致右侧第8肋骨多处骨折，住院治疗。1周前，无明显诱因出现胁肋刺痛，疼痛地方固定，痛处拒按，入夜痛甚，自觉右侧胁肋部按压有肿块，疼痛影响睡眠，舌质紫黯，苔薄黄，脉象涩。

治法：疏肝通络，祛瘀止痛。

处方：复元活血汤加减。

药物：柴胡12克，天花粉10克，桃仁12克，地黄12克，大枣12克，白芍12克，柏子仁10克，黄连6克，煅珍珠母20克，茯苓12克，制远志10克，炙甘草10克。共7剂，每日1剂，水煎饭前服。

复诊：2016年5月12日。自诉疼痛较前减轻，未见明显刺痛，夜间睡眠改善，近日有鼻塞流涕，食欲差。守原方，加红花10克，丹参12克，桂枝12克，连翘12克，炒枳壳12克，炒麦芽12克，炒鸡内金12克，再进7剂，每日1剂，颗粒剂水冲饭后服。后未见复诊，电话随访诉疼痛大减，嘱患者于当地医院续服复诊方10剂，以善其后。

按语：胁痛基本病机为肝失其疏泄的功能，导致气机不利，含有"不通则痛"或"不荣则痛"两类，常以气滞在先，血瘀、湿热夹杂为病。蒙教授认为，该患者既往摔伤病史，导致血瘀为患，阻滞胁肋疼痛。辨证为实证，瘀血日久，虽复查胸片见骨折面愈合，但血瘀阻滞经络仍长期存在，治以疏肝通络，祛瘀止痛。蒙师能很好地结合病史，四诊合参故能辨别准确，获其疗效。

三、肝胆湿热证

陆某，男，28岁。

初诊日期：2017年2月14日。

主诉：两侧胁肋发热疼痛6月余，再发加重半天。

刻下见：6个月前在泳池任救援兼职工作后，自觉身体重着，舌苔厚腻，未予重视，后逐渐发展至胁肋部发热、疼痛，严重时影响食欲、休息。现自诉胁肋灼热疼痛，目赤头痛，口苦口黏，纳呆，恶心呕吐，小便黄赤，大便不爽，望诊见身目发黄，舌红苔黄腻，脉弦滑数。

治法：清热利湿，通络止痛。

处方：龙胆泻肝汤加减。

药物：龙胆草6克，黄芩10克，车前子（包煎）9克，柴胡6克，桑叶10克，菊花10克，川贝母10克，炒枳壳10克，紫菀10克，百部10克，苦杏仁10克，浙贝母10克，北沙参10克，桔梗10克，甘草6克。共4剂，每日1剂，颗粒剂水冲饭后服。

复诊：2017年2月20日。自诉服4剂药后，双侧胁肋发热仍存在，但不引起疼痛，头痛目赤已无，舌苔变薄，小便正常，现便秘，三日未解。守原方，加当归9克，芦荟12克，黄连9克，再进10剂，后未再复诊，电话随诊3个月未见复发。

按语：肝胆湿热证多由感受湿热病邪，嗜食肥甘化生湿热，脾胃纳运失常，湿浊内生，郁而化热，壅滞肝胆所致。湿热蕴阻肝胆，疏泄失职，经气不畅，故胁肋胀痛；湿热阻滞，脾胃纳运失司，则纳呆腹胀，口苦厌油，泛恶欲呕，大便不调；湿热内阻，胆汁不循常道，泛溢肌肤，则身目发黄；邪居少阳，正邪相争，则寒热往来；若湿热循肝经下注，则阴部潮湿瘙痒，或男子睾丸肿胀热痛，或妇人带下黄臭；舌红，苔黄腻，脉弦滑数为湿热常见之征。因此该患者辨证为肝胆湿热。

四、肝阴不足证

蒙某，女，65岁。

初诊日期：2018年10月16日。

主诉：反复胁肋隐痛5年余，再发加重1个月。

刻下见：五年前因反复胁肋隐痛，腹部B超提示肝硬化，期间规律服用药物，近日无明显诱因出现胁肋隐痛，悠悠不休，劳累后疼痛加重，口干咽燥，心中烦热，头晕目眩，舌红少苔，脉细弦而数。

治法：滋阴养血，柔肝止痛。

处方：一贯煎加减。

药物：北沙参10克，麦冬10克，当归10克，生地黄15克，太子参12克，黄芪12克，炒白术12克，茯苓12克，海螵蛸15克，蒲公英15克，醋郁金12克，陈皮12克，白芍15克，木香10克，甘草（后下）6克。共7剂，每日1剂，水煎饭后服。

二诊：2018年10月24日。自诉服药后口干咽燥、心中烦热、头晕目眩等症状改善，隐痛稍减；夜间汗出，睡眠时多梦。守原方，减黄芪、白术、茯苓，加酸枣仁12克，茯神9克，夜交藤9克，再进7剂，以息其症。

三诊：2018年10月31日。自诉复查B超结果提示肝硬化存在，胁肋隐痛尚未发，首诊症状皆有减轻，现再服用首诊方7剂，以善其后。

按语： 胁痛基本病机为肝郁气滞，导致气机不利，分"不通则痛"或"不荣则痛"两种，常以气滞在先，血瘀、湿热夹杂为病。蒙教授认为，该患者为老年女性，病史久，阴虚为本。辨证为虚证，为不荣则痛，治以滋阴养血，柔肝止痛，予一贯煎加减。

第七节　黄疸

黄疸是以身黄、目黄、小便黄为主症的一种病证。其中目睛黄染尤为本病的主要特征。黄疸的病因有内外两个方面，外因多由感受外邪、饮食不节所致；内因多与脾胃虚寒、内伤不足有关。黄疸的关键病机是湿。黄疸有阳黄、急黄和阴黄之分，阳黄多因湿热蕴蒸，胆汁外溢肌肤而发黄；急黄多因湿热夹毒，热毒炽盛，迫使胆汁外溢肌肤而迅速发黄；阴黄多因寒湿阻遏，脾阳不振，胆汁外溢所致。主要的常见证型有：阳黄，其中有热重于湿、湿重于热，急黄，阴黄。

一、阳黄——热重于湿证

农某，男，33岁。

初诊日期：2017年12月24日。

主诉：发现慢性乙肝病史2年，腹部胀满、身目发黄3月余。

刻下见：躯干和眼睛发黄，黄色如橘皮样，心中烦热，腹部胀闷，口干而苦，恶心呕吐，小便短少黄赤，大便秘结，舌质红，苔黄腻，脉象弦数。

治法：清热通腑，利湿退黄。

处方：茵陈蒿汤合桃红四物汤加减。

药物：桃仁10克，红花10克，地黄12克，当归9克，丹参12克，桂枝12克，连翘12克，蒲公英12克，鸡骨草12克，炒枳壳12克，白芍12克，炒麦芽12克，炒鸡内金12克，郁金12克，甘草6克。共7剂，每日1剂，颗粒剂水冲饭后服。

复诊：2017年12月31日。自诉心中烦热、口干苦症状较前改善，躯干及巩膜仍有黄染，舌诊质红苔黄腻，食欲差，未诉恶心呕吐，大便自调，小便黄。守原方，减郁金、桂枝、白芍，加白术12克，茯苓9克，泽泻12克。共7剂，每日1剂，颗粒剂水冲饭后服。嘱定期复查肝功能，电话随诊半年未腹痛、发热，遂放弃复诊。

按语：《金匮要略·黄疸病脉证并治》曰："黄家所得，从湿得之。"黄疸的发病，从病邪来说，主要是湿邪为患。阳黄是因中阳偏盛，湿从热化，湿热蕴蒸，胆汁外溢肌肤发黄而致病。本案患者因患乙肝多年，湿邪内蕴，又加素体中阳偏盛，湿从热化，湿热蕴结，熏蒸胆汁外溢而发黄阳黄。治以清热通腑，利湿退黄为法，方用茵陈蒿汤合桃红四物汤化裁，药服用7剂后，心中烦热、口干苦症状明显缓解。但黄疸仍在，食欲差，乃湿热困脾。效不改方，故守原方去郁金、桂枝、白芍，加白术、茯苓、泽泻以健脾利湿以退黄，再进7剂，诸症消除。

二、急黄

汤某，男，32岁。

初诊日期：2018年5月22日。

主诉：反复右上腹绞痛半年，再发加重1月。

刻下见：半年前自诉体检时发现胆囊结石，未予重视及规律治疗。1个月前黄疸迅速加深，其色如金，皮肤瘙痒，高热口渴，胁痛腹满，神昏谵语，烦躁抽搐，舌质红绛，苔黄而燥，脉弦滑。

治法：凉血开窍，祛湿退黄。

处方：犀角地黄汤合桃红四物汤加减。

药物：当归10克，白芍20克，地黄15克，桃仁（燀）12克，红花12克，醋郁金12克，虎杖12克，绞股蓝12克，熟地黄12克，鸡骨草12克，醋延胡索12克，甘草6克。共7剂，每日1剂，水煎饭后服。

复诊：2018年5月29日。服药后热退身凉，神志清楚，胁肋仍有隐痛，大便溏结，舌质红绛，苔黄而燥，脉弦滑或数。守原方，加炒枳壳12克，秦皮12克。再进7剂，每日1剂，前方颗粒剂水冲饭后服。后症状改善，情况稳定，住院行胆囊切除术，术后服用原方10剂后，随访半年未发。

按语：急黄是急危重症，中医病机为湿热夹毒，郁而化热，热毒内盛，热毒迫使胆汁外溢肌肤发为黄疸。本病案患者有结石嵌顿器质性病变，湿热之邪阻滞使之发热、发黄。治以祛湿退黄，急症影响到神志，宜凉血开窍，服药后症状好转，复诊时加破气消积之枳壳、清热凉血之秦皮。本病若不解决器质性病变，易复发。手术后再进10剂，以安其余症。

三、阴黄

陆某，男，82岁。

初诊日期：2017年2月14日。

主诉：反复右上腹闷痛3年，再发加重1周。

刻下见：肌肤和目睛淡染，右上腹闷痛，时有腹胀，活动稍加重便肢软乏力，心悸气短，大便溏薄，小便黄，时有咽干、咳嗽、咳痰，咽部红肿，头身困重，舌质淡苔腻，脉濡缓。

治法：健脾养血，利湿退黄。

处方：茵陈蒿汤合桑菊饮加减。

药物：茵陈9克，制附子6克，白术9克，桑叶10克，菊花10克，黄芩10克，川贝母10克，炒枳壳10克，紫菀10克，百部10克，苦杏仁10克，浙贝母10克，北沙参10克，桔梗10克，甘草6克。共7剂，每日1剂，颗粒剂水冲饭后服。

复诊：2017年2月20日。自诉服药后咽干、咳嗽、咳痰症状好转，望诊咽部无红肿，四肢自觉乏力，腹胀闷疼痛频次较前减少，食欲差，舌脉未见变化。守原方，减桑菊饮，加神曲9克，山楂9克，麦芽6克。再进10剂，每日一剂，颗粒剂水冲饭后服。电话随诊3个月未再发腹胀，皮肤等处黄染慢慢消退。

按语：黄疸出现于多种疾病，辨证当先别阴阳，阳黄病程短，阴黄病程长，急黄则病情危重，应分而治之。该案患者黄疸明显属于阴黄，湿热盛后迁延转阴，兼有表证，治以健脾养血，利湿退黄。复诊时表证已去，减桑叶、菊花、黄芩、紫菀、百部、苦杏仁、浙贝母、桔梗等辛凉解表剂，防过服心凉而伤阳，加三仙助其运化而健脾消食。

第八节　眩晕

眩晕即目眩与头晕的总称。目眩是指眼花或眼前发黑，视物模糊。头晕是指感觉自身或外界景物旋转，站立不稳，伴恶心、呕吐，甚则昏倒等症状。二者常同时并见，故统称"眩晕"。

一、肝阳上亢证

韦某，女，39岁，营业员。

初诊日期：2012年12月13日。

主诉：反复头晕半年，再发加重1周。

刻下见：头晕头痛，口干欲饮，饮水量多，无肢体麻木抽搐，无言语障碍等症，患者自发病以来精神、纳食尚可，夜寐安，经潮正常，二便正常。舌质淡红，苔薄黄，脉细。

治法：育阴潜阳，调气行血。

处方：天麻钩藤饮加减。

药物：牡丹皮10克，丹参10克，川芎10克，玄参10克，蒺藜10克，淫羊藿10克，野菊花10克，杜仲10克，桑寄生10克，夏枯草10克，生地黄15克，天麻（兑服）6克，钩藤15克，怀牛膝10克。上方7剂，每日1剂，水煎至200毫升，分早晚两次饭后温服。

二诊：2012年12月20日。患者自诉服用上方后，血压有所下降，血压由原来的140～160/90～120mmHg降至130～140/90～105mmHg，但是舒张压偏高，血压高时出现头晕、口干，服上药后肠鸣、矢气，舌质红，苔薄黄，脉细数。故守上方加青木香6克，大蓟10克，珍珠母10克，上方再服7剂。

三诊：2012年12月27日。服完上药后血压下降至正常范围，维持在120/80mmHg左右，但有时仍见有肠鸣，大便偏烂。故再守上方加山楂肉15克，以健脾助运，再服5剂。

四诊：2013年1月2日。测血压120/80mmHg，已经无明显不适。嘱咐再服上方5剂以巩固疗效。3个月后随访，感觉良好，血压正常，已经停药2月余，未见复发。

按语：肝肾阴虚，阴不潜阳，阴阳失调是高血压的基本病机。阴虚于下，水不制火则肝阳化风，夹痰夹瘀上扰清窍，则致头晕头痛等诸症发作。本案中患者有本虚的表现，而肝风痰火表证不著，但血压较高。故治疗用生地黄、杜仲、桑寄生以滋水涵木，蒺藜、天麻、钩藤、珍珠母息风，野菊花、夏枯草清肝火，以丹参、牡丹皮、川芎、玄参、大蓟凉血活血，以青木香性味辛苦寒而调气，怀牛膝补肝肾并引血下行。诸味药物合用，共奏育阴潜阳、调气行血之功。淫羊藿为反佐，意在诸育阴潜阳药中反佐一味温补肾阳之品，蕴含"阴中求阳"之意，使得阴得阳助而生化无穷；更有"欲夺之，先予之""周身之气升已而降，降已而升"的寓意，从而达到"阴平阳秘"的动态平衡。

二、痰浊中阻证

谭某，男，58岁，乘务员。

初诊日期：2018年12月4日。

主诉：反复头晕1月。

刻下见：头晕，呈持续性昏沉感，胸闷脘痞，恶心，时吐痰涎，精神不振，患者自发病以来精神较差，多眠睡，纳呆，大便溏烂，小便正常，舌质淡，苔白腻，脉滑。

治法：健脾祛湿，化痰止眩。

处方：半夏白术天麻汤加减。

药物：白术15克，天麻12克，法半夏10克，紫苏叶15克，竹茹15克，泽泻12克，葛根15克，茯苓15克，炒麦芽12克，夏枯草15克，山药15克，甘草6克。共7剂，日1剂，水煎服。

二诊：2018年12月12日。自诉头晕、胸闷脘痞、恶心等症明显好转，大便稍烂，仍嗜睡，纳呆，故加石菖蒲10克，薏苡仁12克，远志12克，再进7剂。

三诊：2018年12月19日。自诉无头晕、胸闷脘痞、恶心等症，大便正常，饮食、睡眠基本正常。半年后随访，头晕未再复发。

按语：《丹溪心法》曰："无痰不作眩。"脾为生痰之源，本案患者多因脾虚生湿，湿聚成痰，引动肝风，肝风挟湿痰上扰清窍所致。肝风内动，风痰上扰清空，故见头晕；痰阻气滞，故见胸闷脘痞；湿痰内阻，胃气上逆，故见恶心，纳呆，时吐痰涎；痰湿困脾，清阳不升，故见精神不振，多眠睡；湿性黏滞趋下，易袭阴位，故见大便溏烂；舌质淡，苔白腻，脉滑皆为脾虚，痰浊内阻之象。《金匮要略》云："病痰饮者，当以温药和之。"故方中半夏辛温而燥，燥湿化痰，降逆止呕；天麻入肝经，善于平肝息风而止眩晕；白术健脾燥湿、茯苓健脾渗湿、泽泻利水渗湿，以绝生痰之源，与半夏、天麻相伍，可增强化痰止眩之效；山药补脾养胃，炒麦芽健脾开胃消食，紫苏叶行气和胃，以复脾胃健运之职；竹茹止呕；葛根升举阳气，清利头目，并可引药上达；夏枯草清热散结，以防诸温燥之品耗伤阴津；甘草调和诸药。诸药合用，使脾胃健运，痰浊自消，则头晕诸症悉除。

三、心脾两虚证

张某，女，30岁，幼师。

初诊日期：2016年10月6日。

主诉：反复头晕2年，加重半月。

刻下见：头晕，劳累后加重，时有心悸，记忆下降，失眠，神疲懒言，患者自发病以来精神一般，食欲减退，面色萎黄，平素月经量少色淡，二便尚调，舌质淡，苔薄白，脉细弱。

治法：补益心脾，益气养血。

处方：归脾汤加减。

药物：黄芪10克，太子参10克，山药10克，白术10克，浮小麦15克，大枣10克，柏子仁10克，天冬10克，麦冬10克，天麻10克，当归10克，远志10克，炙甘草10克。共10剂，日1剂，水煎服。

复诊：2016年10月15日。自诉服药后头晕、心悸明显好转，精神尚可，进食量明显增加，睡眠仍较差，故在原方基础上加生龙骨、生牡蛎。再投14剂。

三诊：2016年10月30日。自诉无头晕心悸等症，精神可，饮食、睡眠、二便正常。3个月后随访，诸症未再发作。

按语： 本案患者乃思虑过度，劳伤心脾，饮食失调，使心血、脾气亏耗所致。正如《景岳全书》所言："无虚不作眩。"《灵枢·口问》曰："故上气不足，脑为之不满。"脾气亏损，气血生化不足，故月经量少色淡；脾不升清，清窍失养，故见头晕；心血不足，心失所养，心神不宁，故见心悸、记忆力下降、失眠；脾气亏虚，健运失职，故见食欲减退；神疲懒言，面色萎黄，舌质淡，苔薄白，脉细弱皆为心脾气血亏虚之征。方中黄芪、太子参、白术、大枣、山药补脾益气；当归入心经，补心血；柏子仁宁心安神；远志宁神益智；天麻祛风通络止眩；浮小麦甘凉入心经，补益心之气阴；津能生血，故辅以天冬、麦冬养阴生津以滋化血之源；炙甘草补益心脾之气，并调和诸药。诸药配伍，使心脾得补，气血得复，清窍得养，故诸症自除。

四、肾精不足证

卢某，女，69岁，退休。

初诊日期：2018年12月6日。

主诉：反复头晕5年，再发加重1周。

刻下见：头晕，反复难愈，腰膝酸软，时有耳鸣，精神不振，两目干涩，患者自发病以来精神、饮食一般，夜寐较差，多梦，大便稍干结，小便可，舌质红，苔少，脉细数。

治法：滋养肝肾，补精益髓。

处方：杞菊地黄丸加减。

药物：熟地黄12克，山茱萸12克，牡丹皮12克，菊花12克，枸杞子12克，天麻10克，茯苓12克，薏苡仁12克，桃仁10克，红花10克，杜仲12克，牛膝12克，甘草6克。共10剂，日1剂，水煎服。

复诊：2018年12月16日。自诉头晕、腰膝酸软、耳鸣、两目干涩等症明显缓解，睡眠、饮食、二便基本正常。此次复诊继守原方，再投14剂，以巩固疗效。5个月后随访，头晕未见再发，精神、睡眠、二便良好。

按语：本案患者乃先天禀赋不足，后天失养，加之久病劳损，他脏病久及肾，导致肾精不充，清窍失养，而致眩晕。《灵枢·海论》曰："髓海不足，则脑转耳鸣，胫酸眩冒。"肾精不足，不能化气生血，不能主骨生髓充脑，则致头目、腰膝、耳窍失养，故见头晕、腰膝酸软、耳鸣；肝藏血，肾藏精，肝肾同源，精血相互滋生，肾精亏虚，不能滋养肝血，导致肝血亦虚，两目失养，故见两目干涩；肾精不足，阴不制阳，虚热内扰，故见失眠、多梦；虚热灼津，故见大便干结；舌质红，苔少，脉细数皆为肾精不足，虚热内扰之象。方中熟地黄填精益髓，滋补阴精；山茱萸补养肝肾，并能涩精；茯苓、薏苡仁健运脾胃以助后天生化之源；天麻祛风通络止眩；佐以菊花、枸杞子滋肾养肝明目；杜仲、牛膝强腰膝；牡丹皮清泻相火；桃仁、红花活血通脉，使补而不滞；甘草调和诸药。诸药合用，共奏滋养肝肾、补精益髓之效。

五、瘀血阻窍证

叶某，男，63岁，退休。

初诊日期：2017年8月3日。

主诉：反复头晕3年，再发加重2天。

刻下见：头晕，伴有头痛，夜间头晕头痛明显，心悸，时有口干，但不欲饮水，口唇紫暗，患者自发病以来，精神一般，饮食、二便尚可，舌质暗有瘀点，脉涩。

治法：活血化瘀，通窍止痛。

处方：通窍活血汤加减。

药物：赤芍12克，川芎10克，桃仁10克，红花10克，当归10克，黄芪15克，党参15克，黄连6克，桂枝6克，白术12克，茯苓12克，郁金10克，枳实10克，炙甘草10克。共7剂，日1剂，水煎服。

二诊：2017年8月10日。自诉服药后头痛、心悸等症明显好转，精神、饮食、睡眠基本正常，仍偶有头晕，故在原方基础上加天麻，再投10剂。

三诊：2017年8月20日。自诉无头晕头痛、心悸等症，饮食、睡眠、二便可。3个月后随访，患者头晕症状未见再发。

按语：本案患者乃情志不遂，肝失疏泄，气机郁滞，气行则血行，气滞则血瘀，瘀血阻滞经脉，导致气血不能上荣头目，而致眩晕。瘀阻脉络，气血不能上达，头目失养，故见头晕、头痛；夜间阳气内藏，血行较缓，瘀阻加重，故症状更为明显；心主血脉，瘀血留滞脉中，导致血脉壅塞，血运失常，脏腑失养，故见心悸，口唇紫暗，舌质暗有瘀点，脉涩；内有瘀血阻滞，影响津液输布，故见口干不欲饮。《黄帝内经》云："血实宜决之。"故方中用赤芍、川芎、桃仁、红花、当归、郁金、枳实行气活血，化瘀通脉；气能行血，辅以黄芪、党参补气促血行；血得热则行，得寒则凝，故佐以桂枝温通血脉；方中诸活血化瘀药多为辛温之品，加一味苦寒清热之黄连，用为反佐，以防耗伤体内阴液；白术、茯苓健脾；炙甘草调和药性。诸药合用，共奏活血化瘀、通窍止痛之功。

第九节　头痛

头痛是指由于外感六淫之邪或内伤杂病导致头部脉络拘急或失养，以不通则痛和不荣则痛为基本病机，以自觉头痛为临床特征的一种常见病证。

一、外感风寒证

罗某，35岁，男，工人。

初诊日期：2016年4月5日。

主诉：头痛5天。

刻下见：头部拘急作痛，疼痛连及项背，伴有恶风寒，鼻塞流涕，咳嗽咳痰，痰白质稀，头痛遇风加剧，避风缓解，自发病以来，精神、饮食、睡眠尚可，二便调，舌质淡，苔薄白，脉浮紧。

治法：散风寒，止疼痛。

处方：川芎茶调散化裁。

药物：紫苏叶10克，菊花6克，葛根10克，杏仁10克，浙贝母10克，白芷6克，川芎9克，黄芩10克，藁本10克，荆芥10克，防风10克，甘草3克。共7剂，日1剂，水煎服。同时嘱咐患者注意保暖，避风寒。

复诊：2016年4月12日。患者诉头痛恶风、鼻塞流涕、咳嗽咳痰等症基本消失，故本次复诊，再予原方2剂，以巩固疗效。

按语：头为诸阳之会，本案患者乃外受风寒，导致风寒之邪循经上犯，阻遏清阳之气，则发为头痛。寒主收引，故见头部拘急作痛；风寒外袭，巨阳受之，故疼痛连及项背；风寒外束肺窍，故见鼻塞流涕，咳嗽咳痰；本证主因风寒引起，故见恶风寒、头痛遇风加剧，避风缓解；舌质淡，苔薄白，脉浮紧皆为外感风寒之象。方中川芎性味辛温，善于祛风活血而止头痛；荆芥轻而上行，疏风止痛，清利头目；白芷疏风止痛；紫苏叶疏风散寒；防风、藁本辛散上部风邪；杏仁、浙贝母宣肺化痰止咳；甘草益气和中，调和诸药；菊花、黄芩取其苦凉之性，既可上清头目，又可制约风药的过于温燥与升散，寓降于升，利于散邪。诸药合用，使风寒去，脉络通，疼痛止，故病自愈。

二、外感风湿证

林某，55岁，男，农民。

初诊日期：2017年6月19日。

主诉：头痛2周。

刻下见：头痛，头部沉重感，恶风，遇阴雨天气症状加重，伴有头晕，不欲饮食，偶有恶心欲吐，患者自发病以来精神一般，大便溏烂，小便尚可，舌质淡，苔白腻，脉濡。

治法：祛风胜湿，通窍止痛。

处方：羌活胜湿汤化裁。

药物：羌活12克，独活12克，川芎12克，苍术10克，厚朴10克，法半夏10克，竹茹10克，防风10克，藁本10克，细辛3克，白芷10克，蔓荆子10克，甘草6克。上方共7剂，日1剂，水煎服。

复诊：2017年6月26日。患者诉偶有轻微头痛，无头晕，无恶心欲吐，饮食量增加，大便基本正常。继守原方，再进5剂。3个月后随访，头痛诸症未见再发。

按语： 本案患者属汗出当风，风湿之邪侵袭肌表，上犯头目，而致头痛。风湿相搏，郁于肌腠，阻于经络，故见头痛，头晕；内有风湿之邪，外遇阴雨天气，"两邪"相应，故见症状加重；湿邪内困，阻遏气机，故见不欲饮食，恶心欲吐；湿性趋下，易袭阴位，故见大便溏烂；舌质淡，苔白腻，脉濡皆为风湿内盛之象。方中独活、羌活辛苦温燥，功善祛风除湿，其中羌活善祛上部风湿，独活善祛下部风湿，二者合用，通治一身之风湿；防风散风胜湿而治一身之痛；川芎既可疏散周身之风邪，又能活血行气而止头痛；藁本疏散太阳经之风寒湿邪，且能上达颠顶而止头痛；细辛、白芷解表散寒，祛风止痛；蔓荆子轻浮上行，主散头面之邪，并可清利头目；苍术、厚朴燥湿宽中理气；半夏、竹茹降逆止呕；甘草调和诸药。诸药配伍，共奏祛风胜湿、通窍止痛之功。

三、外感风热证

林某，男，23岁，学生。

初诊日期：2016年10月10日。

主诉：头痛3天。

刻下见：头痛，呈胀痛感，严重时头部胀痛如裂，伴有恶风发热，口干口渴，喜冷饮，患者自发病以来精神尚可，大便秘结难解，小便短少伴灼热感，舌边尖红，苔薄黄，脉浮数。

治法：疏风清热，和络止痛。

处方：芎芷石膏汤加减。

药物：川芎12克，白芷12克，石膏12克，连翘10克，黄芩10克，菊花10克，桑叶10克，羌活10克，藁本10克，竹叶9克，大黄6克。上方共7剂，日1剂，水煎服。

复诊：2016年10月17日。自诉头痛发热、口干口渴等症基本消失，二便基本正常。再进3剂以防再发。

按语：本案患者属外感风热，或外感风寒，郁久化热，风热之邪上扰清窍，清窍不宁，而致头痛。风热之邪上攻头窍，故见头痛，呈胀痛感，严重时头部胀痛如裂；阳热偏盛，故见恶风发热，口干口渴，喜冷饮；阳热偏盛，耗竭人体阴津，故见大便秘结难解，小便短少伴灼热感。方中川芎活血通窍，祛风止痛；菊花、桑叶轻清上浮，疏散风热，通窍止痛；生石膏、连翘、黄芩清热和络；白芷、羌活、藁本散风通窍而止头痛；竹叶清热利尿；大黄清热攻积。诸药合用，全方共奏疏风清热、和络止痛之功。

四、气滞血瘀证

赵某，男，48岁，司机。

初诊日期：2012年10月11日。

主诉：反复头痛5年，再发加重半月。

刻下见：头痛，痛如锥刺，遇风寒、情绪激动、精神刺激易发作，伴恶心，脘腹痞满，倦怠乏力，形寒怕冷，精神欠佳，纳食一般，夜寐差，时有失眠，二便调。面色偏暗，舌质红，边有瘀点瘀斑，舌苔薄白微黄，脉沉弦涩。

治法：温补肾阳，理气活血，化瘀止痛。

处方：金匮肾气丸合血府逐瘀汤化裁。

药物：熟地黄30克，丹参10克，首乌藤30克，女贞子10克，川芎10克，砂仁12克，红花10克，赤芍10克，三棱10克，莪术10克，山药10克，山茱黄10克，枸杞子10克，菊花10克，当归10克，炒白芍10克，青皮10克，牛膝10克，白芷10克，细辛3克，甘草6克。上方5剂，每日1剂，水煎服。

复诊：2012年10月16日。自诉服上药3剂后，头痛诸症明显减轻，服完5剂后头痛症状消失。为巩固疗效，继守10月11日方5剂，并嘱咐患者忌房事一个月，戒烟酒、戒怒，加强身体锻炼，以防再犯。

按语：气滞血瘀之头痛，多因素体亏虚，房劳过度，耗竭肾精，加之情志不遂，肝气郁结，气行则血行，气滞则血瘀，而致气滞血瘀；肝肾为母子关系，肾水不能涵养肝木，阳亢于上，清窍不宁，发为头痛，或风寒侵袭脑脉，故发头痛。瘀为有形之邪，阻滞脑脉，故见痛如锥刺；风寒、情绪激动、精神刺激易影响气机运行，故易发作；肝失疏泄，气机不畅，故见脘腹痞满，纳食一般；气机失常，胃气不降而上逆，故见恶心；气机阻滞，导致阳气不能发挥正常功能，推动受阻，故倦怠乏力，精神欠佳；不能温分肉，故形寒怕冷；面色偏暗，舌质红，边有瘀点瘀斑，舌苔薄白微黄，脉沉弦涩皆为气滞血瘀之象。方中熟地黄滋阴补肾，山药补肾健脾，山茱萸、枸杞子、女贞子滋补肝肾，以复肝肾阴精之亏损；川芎为头痛要药，血中之气药，合丹参、当归、赤芍、红药活血化瘀通经，行气止痛；三棱、莪术、青皮疏肝破气，以畅通气滞；白芷、细辛温散寒，祛风止痛；菊花清肝泻火；川牛膝引药下行，以平上亢之肝阳；首乌藤补肾阴，养心安神；砂仁温中行气，健脾祛湿；炒白芍滋阴平肝，缓急止痛；甘草缓急止痛，调和诸药。诸药合用，共奏滋补肝肾，疏肝理气，活血化瘀止痛而收敛之功，头痛诸症悉除。

五、湿阻脉络证

周某，52岁，女，教师。

初诊日期：2016年4月29日。

主诉：反复头痛半年，再发加重3天。

刻下见：头痛，头重昏蒙，脘腹痞闷不舒，口中黏腻，泛恶欲吐，患者自发病以来精神欠佳，多眠睡，大便溏烂，小便少。舌质淡胖大，边有齿痕，苔薄白腻，脉濡。

治法：健脾祛湿，升阳止痛。

处方：半夏白术天麻汤。

药物：法半夏10克，白术12克，天麻10克，竹茹12克，石菖蒲10克，白芷10克，葛根15克，茯苓15克，延胡索12克，薏苡仁15克，大枣12克，羌活10克，独活10克，甘草6克。共10剂，日1剂，水煎服。

二诊：2016年5月9日。自诉头痛明显减轻，饮食恢复，精神可，大便稍溏烂，头部沉重感稍减轻，故去竹茹、葛根、茯苓、延胡索、薏苡仁、大枣，加黄芪12克，牛膝10克，牡丹皮10克，泽泻10克，桑枝10克，共10剂。

三诊：2016年5月19日。自诉无头痛，无沉重感，精神可，睡眠、饮食、二便正常。故再进7剂，以巩固疗效。3个月后随访，头痛未见再发。

按语：湿邪阻络之头痛，乃患者素体脾虚，加之饮食不节，进食生冷，酿生湿邪，湿邪上犯头窍，阻滞脉络，而致头痛。《黄帝内经》曰："因于湿，首如裹。"故见头痛，头重昏蒙。脾喜燥恶湿，湿为阴邪，易伤阳气，易阻滞气机，湿邪阻滞中焦，影响脾胃升降及运化功能，故见脘腹痞闷不舒，口中黏腻，泛恶欲吐；湿为阴性，其性趋下，易袭阴位，故见大便溏烂；舌质淡胖大，边有齿痕，苔薄白腻，脉濡皆为脾虚湿盛之象。方中半夏辛温而燥，功善燥湿化痰；白术健脾燥湿；薏苡仁、茯苓、大枣健脾益气利湿；气能行津，气滞则津停，故辅以延胡索行气以助排湿；白芷疏风止痛；石菖蒲化湿开窍；葛根升举阳气，蕴含引药上行之意；天麻祛风通络，羌活、独活祛风除湿，三药合用，通治一身之湿邪；佐以一味微寒之竹茹，防诸温燥药伤阴，又可止吐；甘草调和诸药。诸药合用，共奏健脾祛湿、升阳止痛之效，故头痛诸症悉除。

六、血虚头痛证

朱某，女，65岁，退休。

初诊日期：2018年11月13日。

主诉：反复头痛5年，加重2周。

刻下见：头部隐隐作痛，伴有头晕，偶有心悸，劳则加重，面色少华，平素易乏累，汗多，患者自发病以来精神欠佳，饮食稍减少，二便正常，舌质淡，苔薄白，脉细而弱。

治法：滋阴养血，和络止痛。

处方：加味四物汤加减。

药物：当归10克，川芎10克，白芍12克，熟地黄12克，防风12克，天麻12克，羌活12克，独活10克，黄芪12克，浮小麦12克，甘草6克，丹参12克。共7剂，日1剂，水煎服。

二诊：2018年11月20日。自诉头痛头晕明显改善，出汗减少，无心悸，仍感乏力，饮食较差，故加党参12克，白术12克，茯苓12克，再进14剂。

三诊：2018年12月4日。自诉无头痛头晕、心悸乏力等症，出汗明显减少，精神可，饮食正常。本次复诊继守原方，黄芪、浮小麦量增至20克，再投7剂。3个月后随诊，患者诉汗出正常，头痛诸症未再发作。

按语：本案患者乃素体脾胃虚弱，气血生化不足，加之劳神太过，暗耗阴血，导致清窍失养，不荣则痛。阴血亏虚，脑窍失于濡养，故见头部隐痛，头晕；心主血脉，血虚则心失所养，故见心悸；血虚不能上荣头面，故见面色少华；血为气之母，血虚多伴气虚，故见易乏累，汗多；劳累后更伤气血，故劳则加重；舌质淡，苔薄白，脉细而弱皆为血虚之象。方中当归、川芎、白芍、熟地黄为补血基础方四物汤之组成，滋补阴血；黄芪、浮小麦固表止汗，也蕴含补气生血之意；天麻祛风通络；防风、羌活、独活祛风除湿止痛；丹参活血通经止痛，与川芎相伍，使补血而不滞血；甘草调和诸药。诸药合用，使阴血得复，疼痛得止，标本兼治，故诸症平息。

七、肝阳上亢证

杨某，女，69岁。

初诊日期：2018年6月5日。

主诉：反复头痛8月，再发加重3天。

刻下见：头痛，呈胀痛感，伴头晕目眩，脾气暴躁，心烦失眠，口干口苦，患者自发病以来精神一般，饮食尚可，大便干结，小便调，舌质红，苔少津，脉弦细数。

治法：滋阴潜阳，平肝息风。

处方：天麻钩藤饮加减。

药物：天麻10克，钩藤12克，石决明12克，夏枯草15克，杜仲12克，牛膝12克，地黄12克，天冬12克，泽泻12克，牡丹皮12克，酸枣仁12克，甘草6克。共7剂，日1剂，水煎。

二诊：2018年6月12日。自诉头痛、口干口苦明显减轻，稍感胀痛，无明显头晕目眩，仍感心烦失眠，大便干结，加百合12克，郁金12克，火麻仁10克，大黄（后下）6克，再投7剂。

三诊：2018年6月19日。自诉无头痛、口干口苦、心烦失眠，大便基本正常，减大黄3克，再予7剂。半年后随访，头痛未见发作，睡眠可，大便正常。

按语：本案患者多因年老肾亏，或情志抑郁，化火伤阴，而致肝肾阴亏，阴不制阳，阳亢于上，扰乱神明所致。肝肾阴虚，阴不制阳，阳亢于上，故见头部胀痛，头晕目眩；肝肾阴虚，肝木失涵，故见脾气暴躁；虚热内扰心神，故见心烦失眠；肝肾阴虚，阴液不足，故见口干口苦，大便干结；舌质红，苔少津，脉弦细数皆为阴虚阳亢之象。方中以天麻、钩藤平肝息风；石决明质重咸寒，平肝潜阳，以助天麻、钩藤平肝息风之力；牛膝引血下行；夏枯草苦寒入肝经，泻肝火；杜仲补益肝肾；地黄、天冬滋养肝肾之阴；在滋肾阴药中佐以泽泻，可泻相火，以保真阴；牡丹皮苦寒入肝经，善清肝经阴分之热；酸枣仁养心安神；甘草调和诸药。诸药合用，共奏滋阴潜阳、平肝息风之效。

八、气血两虚证

赵某，女，48岁，律师。

初诊日期：2018年11月20日。

主诉：反复头痛3年，再发加重4天。

刻下见：头痛隐隐，时发时止，偶有头晕，面色萎黄，神疲懒言，饮食减少，患者自发病以来精神、睡眠一般，二便尚调，舌质淡，苔白，脉细弱。

治法：益气养血，健脾升清。

处方：归脾汤加减。

药物：党参12克，黄芪15克，白术12克，当归12克，熟地黄12克，白芍12克，制远志10克，炒麦芽12克，大枣12克，龙眼肉12克，炒酸枣仁12克。共10剂，日1剂，水煎服。

二诊：2018年11月30日。自诉头痛头晕、神疲懒言等症较前好转，进食量增加，仍偶有头晕症状，睡眠一般，加柏子仁12克，天麻12克，合欢皮10克，再予7剂。

三诊：2018年12月7日。自诉无头痛头晕、神疲懒言，饮食基本正常，睡眠改善，精神可。故本次复诊继守上方，再进7剂。3个月后随诊，头痛未再发作。

按语：本案患者多属工作压力大，思虑过度，劳伤心脾，饮食不调，以致脾胃健运失职，气血生化乏源，而成气血两虚之证。气血两虚，头目失养，故见头痛隐隐，头晕；黄为脾色，脾胃虚弱，运化失职，气血生化不足，脾色外露，故见面色萎黄，神疲懒言，饮食减少；舌质淡，苔白，脉细弱皆为气血两虚之象。方中黄芪甘温，补益脾气；龙眼肉甘平，既补脾气，又养心血；党参、白术补脾益气，与黄芪相伍，以增强补脾益气之效；当归补血养心，熟地黄补血滋阴，酸枣仁宁心安神，制远志宁神益智；炒麦芽健脾开胃消食，大枣和中，调和脾胃。诸药合用，使脾胃健运，气血生化之源充足，则头痛诸症自除。

第四章　妇科病证

中医学认为，女性的月经、带下、胎孕和产育等特殊功能，主要是脏腑、经络、气血、天癸的化生功能作用于胞宫的表现。脏腑是气血生化之源；经络是联系脏腑、运行气血的通路；气血是行经、养胎、哺乳的物质基础；天癸是肾中产生的一种促进人体生长、发育和生殖的物质。脏腑为气血生化之源，气靠血养，血赖气行，气血二者互相依存，互相协调，互相为用。女性在生理上以血为用，且皆易耗血，常使气血处于失调状态。因此脏腑（肾、肝、脾胃）功能失常，气血失调，常会导致冲任损伤，产生经、带、胎、产、杂诸病。

第一节　月经延期

月经周期错后1周以上，甚至3～5个月一行，经期正常，连续2个月经周期以上者，称为"月经后期"，亦称"经期错后""经行延迟""经迟"。本病的特点是月经周期超过35日以上，在6个月以内，关键是经期正常。月经后期如伴经量过少，常可发展为闭经。

一、气血亏虚证

谢某，女，30岁。

初诊日期：2012年9月11日。

主诉：月经错后半年余。

刻下见：既往月经规则，近半年来，因工作紧张，过度劳累致月经错后，周期50～60天不等，末次月经2012年7月25日，现停经50天，伴经量少，色淡质稀，腰酸困，神疲乏力，小腹胀，心烦躁，纳呆，舌淡，苔白，脉沉细。

治则：滋养肝肾，益气养血。

处方：调经汤加减。

药物：黄芪30克，益母草30克，当归20克，仙茅15克，仙灵脾15克，续断15克，牛膝15克，泽兰15克，丹参24克，香附12克，柴胡6克，党参15克，白术15克，茯苓15克。每月经前10天开始服药，水煎取汁300毫升，口服每次150毫升，每日2次，连服7剂。

复诊：2012年9月18日。末次月经2012年8月5日，现停经40余天，经量可，色淡质稀，腰酸乏力较前缓解，小腹胀。舌淡暗，苔白腻，脉沉细。

治法：滋养肝肾，益气养血，理气活血通经。

处方：调经汤加减。

药物：方用调经汤加鸡内金6克，莪术10克，生山楂20克。服药2剂，月经来潮，量中，色暗红，7天净。随后予六味地黄丸调理，治疗2个疗程，半年后随访，药后经行规则，每月1行，色质正常。

按语：月经后期为妇科常见病，其病因病机复杂，以虚为主，虚实夹杂，多为肝肾精血不足或劳倦伤脾，气血化源不足，致冲任亏损，血海不能如期满溢所致。临床观察，大多患者思想紧张，情怀不畅而致肝气郁结，血为气滞，运行涩滞，月事不以时下。正如《医学正传》云："月水全赖肾水施化，肾水既乏，则经水日以干涸。"故治疗当攻补兼施，使肝肾精血充足，脾气健运，则冲任充盛，血海如期满溢，同时适时佐以理气活血通经，予以利导，则经后如期。方中仙茅、仙灵脾、续断滋补肝肾，温养冲任；当归、黄芪益气养血，血旺则经源充足；丹参、泽兰祛瘀通经；牛膝活血通经，引血下行；柴胡、香附疏肝理气，气行则血行。全方具有滋养肝肾、益气养血、理气活血通经之功。随证灵活加减，并嘱患者畅情志，劳逸结合，可收到良好效果。

二、痰湿阻滞证

王某，女，24岁，学生。

初诊日期：2013年9月16日。

主诉：月经周期错后2月余。

刻下见：经期错后，末次月经2013年7月10日，量少，色淡，质黏，乏力，头晕，胸闷恶心，带下量多，饮食差，睡眠一般，二便正常，舌淡胖，苔白腻，脉弦滑。

治法：燥湿化痰，活血调经。

处方：芎归二陈汤。

药物：当归15克，川芎10克，半夏10克，白术10克，阿胶10克，黄芪10克，陈皮8克，茯苓8克，生姜5克，砂仁5克，苍术5克，甘草4克。共7剂，每日1剂，水煎温服。

二诊：2013年10月5日。服完上方后，自觉症状较前缓解，遂又自行服用5剂，经来，心烦，量可，色淡，舌淡胖，苔白腻，脉弦滑。原方加酸枣仁10克，合欢皮8克，共7剂，每日1剂，水煎温服。

三诊：2013年11月15日。上方服尽后，经行量中，色红，舌淡，苔白，脉弦滑。继续服上方2月，巩固疗效。半年后随访，月经周期规则。

按语：本患者痰湿内盛，滞于冲任，气血运行不畅，血海不能如期满溢，故经期错后，量少，色淡；痰湿阻于中焦，气机升降失常，故头晕，胸闷恶心；痰湿流注下焦，损伤任带二脉，任脉不固，带脉失约，故带下量多。舌淡胖，苔白腻，脉弦滑，为痰湿内盛之象。方中半夏、陈皮、甘草燥湿化痰，理气和中；茯苓、生姜渗湿化痰；当归、川芎养血活血；阿胶、黄芪合用补益气血；砂仁理气和胃；苍术除湿止带；合欢皮、酸枣仁养心安神。全方使痰湿自除，经脉无阻，其经自调。

三、寒凝阻滞证

张某，女，30岁，职员。

初诊日期：2014年1月22日。

主诉：月经周期错后1月余。

刻下见：月经量略微偏少，色稍偏深有块，经期第一天小腹冷痛，得热痛减，稍微畏寒，大腿冰冷胀痛，舌淡红，苔薄白，脉沉弦。

治法：温经散寒，活血调经。

处方：温经汤化裁。

药物：川芎10克，当归10克，白芍10克，牡丹皮10克，桂枝5克，法半夏10克，麦冬10克，党参10克，甘草10克，吴茱萸5克，阿胶5克，干姜5

克，大枣10克。共7剂，每日1剂，水煎服。

二诊：2014年2月27日。服药后月经来潮，无痛经，血量可，血色暗淡，有血块，大腿自觉变暖，舌淡红，苔薄白，脉沉弦。原方续服。

三诊：2014年4月26日。本月月经如期而至，经时有乳胀，怕冷，睡眠梦多，舌淡，苔薄白，脉沉小滑。原方加柴胡10克，枳壳10克，继续服用巩固疗效。后多次因他病就诊，得知月经周期基本正常。

按语：本病患者因寒邪客于冲任，血为寒凝，运行不畅，血海不能按期满溢，故月经推迟而至，量少；寒邪客于胞中，气血运行不畅，不通则痛，故小腹冷痛；寒为阴邪，易伤阳气，阳气不得外达，故畏寒肢冷。方中吴茱萸、生姜、桂枝温经散寒暖血，兼通血脉；当归、川芎养血活血调经；阿胶、麦冬和当归养血益阴，以生新血；丹皮化瘀止血；芍药、甘草缓急止痛；党参、甘草、大枣补益中气；半夏温中和胃降逆。

第二节　崩漏

经血非时而下，或阴道突然大量出血，或淋沥下血不断者，称为"崩漏"。前者称为"崩中"，后者称为"漏下"。若经期延长达2周以上者，应该属崩漏范围，称为"经崩"或"经漏"。一般突然出血，来势急，血量多的叫崩；淋沥下血，来势缓，血量少的叫漏。

一、阴虚血热证

张某，女，47岁，职工。

初诊日期：2013年6月11日。

主诉：月经紊乱1年，阴道不规则流血半月未净。

刻下见：经行半个月不止，色红，量多，有块，小腹不胀不痛。纳佳，口干，大便五日未行。舌尖红，苔中部白厚，脉沉细。

治则：滋阴凉血止血。

处方：二至丸。

药物：生地黄20克，女贞子12克，墨旱莲15克，阿胶（另包，烊化对服）10克，白芍12克，白茅根30克，贯众炭15克，棕榈炭10克，蒲黄炭（包）15克，血余炭10克，牡丹皮6克，三七粉（分三次冲服）10克。共5剂，每日1剂，水煎服，分两次服，忌生冷辛辣油腻之品，慎避风寒。

复诊：2013年7月30日。血止20余日后月经又至，带经10天，量较前少，前日刚完，腿酸，全身乏力，小腹作痛，纳可，睡眠佳，大小便正常，舌淡有齿痕，脉沉细。

治则：补气养血，行滞强腰。

处方：四物汤加减。

药物：生地黄15克，续断15克，茯苓15克，生黄芪12克，丹参12克，香附10克，党参10克，白芍10克，当归6克，牡丹皮6克，炙甘草5克，大枣（拍碎）6枚，三七粉（分服）3克。共10剂，每日1剂，水煎服，分两次服，忌生冷辛辣油腻之品，慎避风寒。

按语：本案崩漏发于绝经期之前，此时肾气渐衰，阴阳失调，冲任失固，遂至上述诸证。辨析其证，初诊时当属肾阴不足，血热妄行，治当滋补肾阴，凉血止血，故蒙教授在方中既以生地黄、女贞子、白芍、阿胶、墨旱莲、白茅根滋阴凉血止血，又以贯众炭、蒲黄炭、棕榈碳、血余炭收敛止血，并配三七、牡丹皮化瘀止血。诸药合用，既善滋阴凉血止血，又无留瘀之弊，故仅服5剂即收崩漏停止之良效。复诊时月经刚过，又见乏力、腿酸等，为气血亏虚，肾气不足之征，而小腹痛却为气滞血瘀之兆。故蒙教授又以黄芪、党参、当归、白芍、生地黄、炙甘草、大枣等补益气血；续断、三七强肾补虚化瘀；牡丹皮、丹参、香附化瘀行滞及强腰膝之功。

二、脾虚证

吴某，女，28岁，职员。

初诊日期：2013年10月25日。

主诉：阴道不规则流血20余天。

刻下见：经血非时而下，量多，色淡质稀，神疲体倦，气短懒言，面色淡黄，饮食差，睡眠一般，大小便正常。舌淡，苔薄白，脉沉细。

治法：健脾益气，固冲止血。

处方：固本止崩汤。

药物：白术30克，熟地黄30克，党参15克，黄芪15克，当归10克，黑姜10克，酸枣仁15克，麦冬10克，远志10克，鸡内金6克，甘草6克。上方10剂，每日1剂，水煎服，分两次服，忌生冷辛辣油腻之品，慎避风寒。

二诊：2013年11月8日。服上药10天方尽，经血量较前明显减少，喜药之神，遂又自行续方7剂。5天前月经复潮，近两天经量较多，腹部隐痛，血色鲜红，舌质淡，苔白，脉细。

处方：固本止崩汤。

药物：白术30克，熟地黄30克，党参15克，黄芪15克，当归10克，黑姜10克，酸枣仁15克，麦冬10克，远志10克，香附6克，甘草6克。上方7剂，每日1剂，水煎服，分两次温服。

三诊：2013年11月15日。月末经潮，精神良好，左胸时痛，左侧手臂略有酸痛，舌质淡，苔薄白，脉沉细。上方加柴胡5克，白芍10克。上方14剂，每日1剂，水煎服。

四诊：2013年11月29日。胸痛减轻，睡眠好转，月经计期12月3日来潮，但尚无反应，白带不多，舌质淡，苔白，脉细。守11月15日方加桑寄生15克，再进14剂。

五诊：2013年12月13日。月经12月3日准时来潮，周期准确，7天即尽，血量正常，夜寐早醒，头时痛，舌淡，舌质暗红，脉细弦。守11月29日方加首乌藤25克，再服14剂，继续巩固治疗。1年后随访，月经周期，血量正常，崩漏未再发作。

按语：患者证属脾虚崩漏，病因为忧思过度，或饮食劳倦损伤脾气，脾气亏虚，统摄无权，冲任失固，血失统摄，非时而下，遂致崩漏。方中人参、黄芪大补元气，升阳固本；白术健脾滋血之源，又统血归经；熟地黄滋阴养血，"于补阴之中行止崩之法"。暴崩阴损及阳耗气，"气不足便是寒"，佐黑姜既可引血归经，更有补火温阳收敛之妙。并且，黄芪配当归含有"当归补血汤"之意，功能补血；熟地黄配当归一阴一阳补血和血；酸枣仁、远志养心安神；麦冬滋阴益气；鸡内金消食健胃；甘草调和诸药。全方气血两补，使气壮固本以摄血，血生配气能涵阳。气充而血沛，阳生而阴长，冲脉得固，血崩自止。

三、肾气虚证

张某，女，13岁，学生。

初诊日期：2013年5月15日。

主诉：月经不规则3月余，阴道大量出血1周。

刻下见：患者3个月前月经初潮，现已来潮5次，每次持续1周左右，血量中等（用卫生纸1卷）。本次阴道出血7天，量多（已用卫生纸5卷），有血块，并觉头昏、心慌、烦躁、腰酸痛，纳食可，大小便正常。诊见面色㿠白，精神不佳，舌质淡，苔白略腻，脉沉细。

治法：健脾补肾，固冲止血。

处方：固冲汤加减。

药物：白术30克，生黄芪18克，龙骨24克，牡蛎24克，山茱萸24克，生杭芍12克，海螵蛸12克，远志10克，茜草9克，棕边炭6克，五倍子1.5克。上方7剂，每日1剂，水煎服，分两次温服，忌生冷辛辣油腻之品。

二诊：2013年5月22日。上方服尽后，阴道仍有少量出血，舌质淡，苔白略腻，脉沉细。继续原方服用4剂。

三诊：2013年7月22日。服上药四天即告经净，遂自行服用5剂。7天前月经复潮，量可，无不适，继续原方服用巩固治疗。半年后随访，月经周期正常，崩漏未再发作。

按语：本方所治之证系由脾虚不摄，肾虚不固，冲脉滑脱而致。"冲脉隶属于阳明"，而脾胃为后天之本，气血生化之源，脾气健旺，则冲脉盛，血海盈；肾为先天之本，"胞脉者，系于肾"，肾气健固，封藏有司，则月经正常。若肾虚不固，以致冲脉滑脱，故月经量多，色稀质淡；若脾虚不摄，肾虚不固，以致冲脉滑脱，故出血量多；气随血脱，气血不足，故见头晕肢冷，心悸气短，神疲腰酸诸症。舌淡、脉细亦为气血不足之象。张锡纯言"此证诚至危急之病也"，治宜"急则治标"，以固冲摄血为主，辅以健脾补肾。方中山茱萸味酸性温，因得木气最厚，收涩之中兼具条畅之性，大能收敛元气，振作精神，固涩滑脱，故重用为君。龙骨味甘涩，牡蛎咸涩收敛，配伍用之，可"收敛元气，固涩滑脱"，善"治女子崩带"，二药煅用，收涩之力更强，共助君药固涩滑脱，为臣。白术甘苦温、燥湿健脾，黄芪甘温、益气升阳，两药合用，健脾扶中治本，以复中宫统摄之权，亦为臣药。生白芍味酸收敛，配伍山茱萸补益肝肾，敛阴止血；棕边炭、五倍子味涩收敛，功专固涩止血；海螵蛸、茜草固摄下焦，既能止血，又能化瘀，可使血止不留瘀，以上共为佐。

第三节 乳癖

祖国医学对本病亦有深刻的研究，根据形成的原因不同，称本病为"乳痈""乳疬""乳癖"等。本病多由于郁怒伤肝，思虑伤脾，以致气滞痰凝，更兼冲任失调，气血运行不畅，导致乳络而发病，日久蕴热溃腐，穿破成漏，脓汁清稀，夹杂败絮，长期流脓，以致耗伤气血，迁延不愈。

一、肝郁气滞证

黄某，女，34岁，职员。

初诊日期：2013年10月10日。

主诉：发现双侧乳房结块伴经期乳房胀痛6个月。

刻下见：两侧乳房胀痛，胸胁胀痛，每于经前或经期发作，经后缓解，遇怒加重，舌质胖，舌尖红，苔薄腻，脉滑数。二便调。

治则：疏肝解郁，化痰软坚，清热解毒。

处方：海藻玉壶汤。

药物：金银花20克，蒲公英20克，海藻20克，昆布20克，青皮12克，当归10克，郁金10克，制穿山甲10克，王不留行10克，全瓜蒌10克，浙贝母10克。上方7剂，每日1剂，水煎服，分两次服，忌生冷辛辣油腻之品，慎避风寒。

二诊：2013年10月17日。服药后乳房胀痛减轻，结块如前。守原方加三棱20克，莪术20克，红花10克，砂仁10克，连服28剂。

三诊：2013年11月14日。复诊乳房结块明显缩小，经前或经期乳房胀痛消失，继续服用上方3个月。至今随访乳癖诸症消除，未见复发。

按语：乳癖多发生于妇女35~45岁之间，其主要病因病机为精神抑郁，易怒则伤肝，肝气郁结，气滞血瘀而致乳房结块。本病患者多因素体情志不舒，易怒多虑，易怒则伤肝，肝气不疏，则肝气郁结，气滞血凝，瘀阻乳房脉络，脉络瘀滞不通则瘀块结于乳房，故发为乳癖。脉症合参，辨证为肝气郁结所致的乳癖。方中青皮、郁金疏肝理气，解郁；金银花、蒲公英清热解毒，消肿散结；制穿山甲通经活络，破瘀散结；当归活血化瘀；王不留行活血通经；全瓜蒌宽胸利气，消乳痈肿块；鹿角霜活血散瘀消肿；浙贝母清热散结；昆布、海藻软坚散结；丝瓜络通经活络，清热散结。

二、肾虚肝郁，冲任失调证

李某，女，38岁，农民。

初诊日期：2013年10月15日。

主诉：双乳胀痛6年余。

刻下见：乳房胀痛，经前较甚，经后缓解，偶有腰酸，月经量少色淡，舌淡，苔薄，脉弦细。

治则：温肾疏肝，消痰化瘀。

处方：柴胡疏肝散。

药物：柴胡12克，白芍12克，郁金12克，制香附9克，巴戟天12克，莪术30克，桃仁12克，肉苁蓉15克，海藻30克，淫羊藿30克，丹参30克，佛手12克，蒲公英15克，九香虫9克，生牡蛎（先煎）30克，党参10克，陈皮10克，甘草6克。上方14剂，每日1剂，水煎服。

复诊：2周后复诊。患者乳房胀痛已除，夜寐欠佳，上方去九香虫，加用合欢花15克，百合10克。继续治疗2个月，诸症俱消，乳房肿块消失。1年后随访，诉停药后乳房无胀痛，月经正常。

按语：该患者年已不惑，身心劳顿，加之情志不畅，终致冲任气血运行不畅，痰瘀阻络，而为乳癖。治疗立足于冲任二脉，结合患者的证候特点，其主要矛盾在于肾气不足、肝郁气滞而导致冲任运行失调，痰瘀阻于冲任二脉。故治以温肾疏肝，化痰消瘀，调畅冲任为法。方中淫羊藿、巴戟天、肉苁蓉以温肾益气，使肾气盛泌天癸，使正经气血归于冲任；党参、陈皮、甘草益后天以助先天；柴胡、白芍、郁金、制香附、佛手、九香虫疏肝养血以调畅冲任，如此使冲任、乳腺气血运行盈亏有度；莪术、桃仁、丹参活血化瘀而定痛；其中莪术用量较大，蒙教授认为该药除上述作用外，又可预防乳癖变生他病；蒲公英清郁久之热；佐以生牡蛎、海藻等化痰软坚之品，使肿痛消散于无形。

第四节　乳痈

乳痈是由热度入侵乳房而引起的急性化脓性疾病。常发生于生产后1个月以内的哺乳妇女，尤以初产妇多见。发生于哺乳期的称"外吹乳痈"，占全部病例的90%以上；发生于妊娠期的称"内吹乳痈"，临床上较少见；在非哺乳期和非妊娠期发生的称"不乳儿乳痈"，则更少见。临床上以外吹乳痈最为常见，其特点是乳房局部结块，红肿热痛，溃后脓出稠厚，伴有恶寒发热等全身症状。乳痈相当于西医学的急性乳腺炎。

气滞血瘀，热毒壅塞证

黄某，女，27岁，职员。

初诊日期：2014年5月5日。

主诉：产后乳房胀痛1周，发热2天。

刻下见：右侧乳房胀痛难忍，触之有硬块，脸红，右侧乳房胀痛，喂婴儿乳汁后疼痛稍减轻，二便自调，体重无减轻。舌质黯淡边有瘀点，舌苔薄白微黄，脉象弦数。

治则：理气化瘀，清热解毒。

处方：仙方活命饮加减。

药物：当归尾15克，连翘15克，制穿山甲15克，金银花30克，赤芍15克，防风15克，制乳香15克，制没药15克，浙贝母15克，皂角刺15克，桔梗15克，白芷15克，通草10克，陈皮10克，料酒为引。上方7剂，每日1剂，水煎服，分两次服，忌生冷辛辣油腻之品，慎避风寒。

二诊：2014年5月12日。自诉口服上述药物后症状无明显变化，诊察舌脉无明显变化。嘱严禁辛辣刺激性食物及酒精饮料，原方药物及用法用量不变，再服7剂。

三诊：2014年5月19日。复诊自诉乳房胀痛不适感较前明显缓解，乳房包块已明显缩小且质地较前变软，舌红苔薄黄，脉滑数。更方如下：蒲公英20克，防风8克，白芷8克，当归10克，赤芍20克，浙贝母10克，天花粉10

克，没药10克，皂角刺10克。共7剂，每日1剂，水煎服。

四诊：2014年5月26日。复诊自诉无明显不适，察见右侧乳房局部仍见微红不肿，皮温正常，可触及约拇指大小包块，质地中等，舌象同前，脉缓软而数。辨证为正虚邪恋，处方攻补兼施以善后：野菊花8克，紫花地丁15克，黄芪30克，金荞麦8克，威灵仙8克，水煎服。继续调理半年余后，各项症状均逐渐消失，随诊至今未再复发。

按语：本病患者产后乳汁旺盛，乳房脉络易被阻滞，脉络阻滞则气滞血瘀，致使乳汁瘀积，故乳房胀痛；瘀而化热，热久化毒，毒邪损伤乳房脉络，正邪相搏，故恶寒发热，面红舌淡苔黄，脉洪数；气血瘀滞则乳房肿硬结块，久则化脓。按其病因病机脉症合参分析，辨证为气滞血瘀，热毒壅塞所致的乳痈。治宜活血化瘀，清热解毒，理气止痛，透乳散结。方中当归尾活血化瘀；赤芍活血化瘀，疏通乳房脉络；防风解表胜湿止痛，本品性温轻散，润泽不燥，火邪从毛孔排出，故治外科疮痈肿毒；制乳香活血止痛，消肿生肌，疗诸疮，但乳香必须炮制达到质量，否则服后反胃呕吐，制没药活血止痛，消肿生肌，常与乳香相须为用，乳香力专活血伸筋，没药善于散血化瘀，二者配伍，活血化瘀，消肿止痛；浙贝母清热散血，治诸疮，乳痈；皂角刺消痈溃脓，散结解毒，内托疮毒，化其早溃或消散；穿山甲通经透乳，消肿溃脓，常用于痈肿初起，脓成未溃，消散结肿；金银花清热解毒，消肿散结；连翘清热散结解毒，配伍金银花，消痈解毒功效之力更强，为疮科之圣药；桔梗祛痰排脓；白芷祛风，活血化瘀，通经散血，消肿止痛；通草利水通乳，以防清热解毒寒凉之药，助湿损伤脾胃，故方中加入本品以利水祛湿；陈皮调理气血；料酒活血通经，透毒外泄，消肿散结。全方具有发散表邪、清热解毒、通经活络、活血化瘀、消肿散结、止痛透乳之功。

第五节　滑胎

凡堕胎、小产连续发生3次或以上者，称为"滑胎"，亦称"数堕胎"。本病以连续自然发生堕胎、小产，即"屡孕屡堕"为特点，且每次发生堕胎、小产的时间多在同一妊娠月份，即"应期而堕"。

一、肾气亏损证

张某，女，29岁，职员。

初诊日期：2014年3月6日。

主诉：小腹疼痛，阴道流血3天。

刻下见：阴道流血，淋沥不尽，出血量不多，色暗淡，小腹下坠感，腰酸腹痛，头晕耳鸣，眼眶暗黑，饮食一般，睡眠可，夜尿频多，大便正常，舌质黯淡，苔白，脉沉细滑。

治法：益气补肾，健脾安胎止血。

处方：寿胎丸加减。

药物：黄芪30克，熟地黄30克，党参15克，白术15克，地榆炭15克，黄芩炭10克，杜仲炭15克，山药20克，阿胶15克，桑寄生15克，紫苏梗10克，砂仁10克，续断10克，茯苓15克，甘草6克，艾叶10克。上方7剂，水煎服，每日1剂，分两次服用。

二诊：2014年3月13日。服上药后出血已经停止，腰酸、腹痛及腹部下坠感明显好转，舌薄黄稍腻。守原方加升麻10克，再投14剂，每日1剂，服法同前。

三诊：2014年3月27日。服上药后胎动不安诸症皆已经消除，为预防胎动，嘱咐患者用艾叶煮鸡蛋，每日吃1~2个，连续吃49天。最近6个月后随访，诉胎儿发育正常，已经接近临产期。

按语：本病患者素体肾气虚弱，肾气虚则冲任不固，胎失所养，故屡孕屡堕。腰为肾之府，肾虚则腰膝酸软；髓海不足，清空失养则头晕耳鸣；肾气虚则膀胱失约；气化失职则夜尿频多；眼眶黑暗，面色晦暗，舌质淡，苔薄白，脉沉细滑均为肾气虚之象。治疗上以益气补肾、健脾固胎止血为主。方中黄芪补气养血，配党参益气健脾大补元气；白术健脾利湿，与黄芪、党参合用益气健脾，固冲任保胎；地黄炭滋阴补肾养肾，收敛止血，固冲安胎；地榆炭清热收敛止血；黄芩炭清热燥湿，止血安胎；杜仲炭补肾壮骨，与熟地黄配合补肾养血，止血，固冲任，治胎漏；紫苏梗理气安胎，与砂仁、白术配伍健脾和胃，固冲任而养胎；茯苓健脾利湿；阿胶补血安胎，固冲任；

桑寄生补肝肾，强筋骨，安胎元；砂仁健脾和胃安胎；艾叶炭安胎止血。诸药合用，共奏补肾、健脾固冲、止血安胎之功效。

二、气血两虚证

孙某，女，28岁。

初诊日期：2016年7月12日。

刻下见：第1胎孕5月因外伤而小产。后连续孕3次，流产3次，流产月份不同，分别为孕2月、3月、5月。情绪低落，动则心悸气短，心烦，健忘失眠，多梦易醒，体倦，食少，面色萎黄，舌淡，苔薄白，脉细。

治法：益气补血，健脾养心。

处方：归脾汤。

药物：白术18克，茯神18克，黄芪18克，龙眼肉18克，酸枣仁18克，党参9克，木香9克，甘草6克，当归3克，远志3克，生姜5片，大枣1枚。共7剂，月经干净后服用至排卵期，每日1剂，水煎温服。

复诊：2016年7月19日。面色较前改善，仍有气短乏力，食纳可，睡眠一般，舌淡，苔薄白，脉细。继续原方服用7剂，每日1剂。连续治疗3个月后，诸症消除后而孕。孕后间断服用归脾丸，足月产一男婴。

按语：本案患者属于气血亏虚型滑胎，是由损伤心脾导致，可用补益心脾的办法治疗。脾为先天之本，方中黄芪甘温，补气益气；龙眼肉甘平，既补脾气，又养心血，二者共为君药。党参、白术皆为补脾益气之要药，与黄芪相伍，补心血、安神志之力更强，均为臣药。佐以茯神养心安神，远志宁神益智；更佐理气醒脾之木香，与诸补气养血药相伍，可使其补而不滞。炙甘草补益心脾之气，并调和诸药，用为佐使。引用生姜、大枣，调和脾胃，以资化源。诸药配伍，心脾得补，气血得养，诸病自除。

第六节　痛经

妇女正值经期或行经前后，出现周期性小腹疼痛，或痛引腰骶，甚至剧痛晕厥者，称为"痛经"，亦称"经行腹痛"。本病以经行小腹疼痛，伴随月

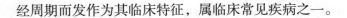

经周期而发作为其临床特征，属临床常见疾病之一。

一、气滞血瘀证

张某，女，31岁，职员。

初诊日期：2014年1月7日。

主诉：经行腹痛3年，再发加重2天。

刻下见：小腹疼痛难忍，胀痛拒按，经血量少，行而不畅，血色紫暗有血块，乳房胀痛，胸闷不舒，纳食一般，夜寐欠佳，二便调。舌质紫暗有瘀点，苔薄白，脉沉弦。

治法：理气行滞，活血化瘀，止痛养血。

处方：四物汤加味。

药物：当归10克，赤芍10克，白芍15克，三棱10克，阿胶15克，延胡索10克，川芎10克，桃仁10克，红花10克，牡丹皮10克，生石菖蒲10克，桂枝6克，制乳香15克，制没药15克，莪术10克，香附子10克，鸡血藤10克，败酱草10克，淫羊藿10克，泽兰10克，甘草6克。上方7剂，水煎服，每日1剂，分两次服用。

二诊：2014年2月13日。经行小腹疼痛可忍受，用热水袋敷之可缓解，有血块，胸闷较前缓解，饮食可，睡眠可，大小便正常。舌质紫暗有瘀点，苔薄白，脉沉弦。继续原方服用，共7剂，每日1剂，水煎温服。

三诊：2014年4月22日。经行期间偶有腹痛，余诸症未再发。半年后随访，诸症皆未再发。

按语：本案患者素有情志不舒，抑郁易怒，怒则伤肝，气郁不舒，血行失畅，瘀阻胞宫冲任，冲任气血壅滞，不通则痛，故发经期腹痛。脉证合参，辨为痛经。方药中当归补血和血，调经止痛，与川芎配伍，活血理气，通经止痛；红花、牡丹皮、桃仁、三棱、莪术、生石菖蒲配伍，活血祛瘀止痛，通调经脉，血清经闭；赤芍祛瘀止痛，白芍平肝缓急止痛，败酱草清热解毒，祛瘀止痛，与香附、五灵脂配伍，常用于气血瘀滞所致的行经腹痛证；淫羊藿与方中活血祛瘀药同用，既能活血祛瘀，又能温补肾阳，达到瘀去而正不伤；泽兰活血祛瘀，行水消肿，桂枝温经通阳，调和营卫，用于治疗寒凝气滞血瘀所致的经闭和痛经证；阿胶补血，止血养阴，在本方的配伍中起到驱邪扶正的作用，是良好的补血药；制乳香、制没药与方中香附子、延胡索配伍，活血行气止痛，可助诸药而缓解痛经；鸡血藤行血，补血，舒筋活络；甘草缓急止痛，调和诸药。全方具有活血祛瘀、理气止痛、益肾养血、破血扶正的功效。

二、寒凝血瘀证

李某，女，23岁。

初诊日期：2014年11月25日。

主诉：经期小腹疼痛4年，加重3个月。

刻下见：该患者月经32～35天一潮，持续5天，13岁初潮，4年前去黑龙江上大学开始出现经期小腹疼痛不适，在经期的第一、二日最为明显，伴有小腹冷痛，经血色暗，有血块，得温痛减，畏寒肢冷，饮食二便正常，睡眠可。末次月经：2014年10月28日，下腹痛剧烈，抽痛难耐，按之痛甚，伴腰痛，经量少，色暗黑，有瘀块，面色青白，现近经期故来治疗。舌质暗，瘀斑明显，苔白，脉沉细紧。

治法：温经散寒，祛瘀止痛。

处方：温经汤。

药物：当归12克，川芎9克，白芍12克，赤芍12克，桂枝9克，吴茱萸6克，牡丹皮9克，半夏6克，生姜10克，桃仁9克，茯苓9克，炙甘草6克。共7剂，水煎服，日1剂，早晚分服。嘱患者适寒温，调情志，慎起居。

二诊：2014年12月4日。自述服药后于2014年12月1日，月经来潮，行经5天，月经第1天量少伴腹痛，但症状明显缓解，经血量较为正常，色红略暗。舌质略暗，苔薄，脉沉。嘱患者在月经干净后服小茴香6克，干姜6克，延胡索6克，没药6克，当归9克，川芎6克，官桂3克，赤芍6克，蒲黄9克，五灵脂6克。共7剂，水煎服，日1剂，早晚分服200毫升。

三诊：2015年1月5日。自诉服药后于2015年1月1日，月经来潮，未觉明显经行腹痛等不适，月经量正常，色红无瘀块，入睡困难。舌质略暗，苔薄白，脉滑。嘱患者继续在月经干净后服当归9克，川芎6克，官桂3克，赤芍6克，蒲黄9克，五灵脂6克，酸枣仁20克，合欢皮15克。共7剂，水煎服，日1剂，早晚分服200毫升。

按语：本病患者寒凝血瘀证明显，治宜温经散寒、活血化瘀，要注意行气活血止痛。温经汤为妇科调经的常用方，方中君臣佐使各司其职，谨守病机，刚柔相济，使瘀血自行而新血自生矣。方中吴茱萸、桂枝温经散寒，通利血脉；吴茱萸功善散寒止痛；桂枝长于温通血脉，共为君药。当归、川芎、赤芍、桃仁活血祛瘀，兼清瘀热；丹皮味苦辛，性微寒，既助诸药活血祛瘀，又能清血分之虚热；茯苓渗湿利下以助瘀血下行，兼益脾气以安胎元，共为臣药。半夏、生姜擅长燥湿和脾，专开津液之壅滞；白芍养血和营，使得祛瘀而不伤新血，共为佐药；再以甘草调和。全方共奏温经散寒、养血祛瘀之功。

三、气血虚弱证

赵某，女，40岁，农民。

初诊日期：2017年4月12日。

主诉：反复性经期小腹隐痛10余年。

刻下见：经期或经后，小腹隐痛，喜按，按之可缓解，月经量少，色淡质稀，时有神疲乏力，面色无华，饮食一般，大小便正常，舌淡，苔白，脉沉细。

治法：补气养血，调经止痛。

处方：八珍汤。

药物：党参10克，白术10克，白茯苓10克，当归10克，川芎10克，白芍10克，熟地黄10克，甘草5克，生姜3片，大枣3枚。经行前，水煎服，共7剂，每日1剂，温服。

二诊：2017年5月12日。经期小腹疼痛稍缓解，月经量少，饮食可，睡眠一般，二便调，舌淡，苔白，脉沉细。同上方，共7剂，经行前后服用，每日1剂，水煎服。

三诊：2017年6月12日。经期小腹偶有疼痛，月经量可，色淡红，舌淡，苔白，脉沉细。继续以补气养血法治之3个月，随诊。

按语： 女性禀赋不足，肝肾虚弱，气血不足，精血亏虚，胞宫失养，以致冲任气虚血少；脾胃虚弱而精血亏虚，以致"不荣则痛"。八珍汤出自于元代沙图穆苏撰《瑞竹堂经验方》，由四物汤和四君子汤组成，具有补气补血的功效。中医学认为，气为血之帅，血为气之母，气血相互资生，互为依存。四君子汤健脾益气，四物汤养血补血，八珍汤汇双方之要，奏双方之效。八珍汤作为气血同补的代表方剂，常用于慢性疾病属气血两虚证的治疗。方中党参与熟地黄为君药；党参甘温，大补五脏元气，补气生血；熟地黄补血滋阴。臣以白术补气健脾；当归补血和血。佐用茯苓健脾养心；芍药养血敛阴；川芎活血行气，以使补而不滞。炙甘草益气和中；煎加姜枣，调和脾胃，以助气血生化，共为佐使。诸药相合，共成益气补血之效。

第五章　其他病证

第一节　水肿

水肿是由于多种原因导致肺失通调，脾失转输，肾失开阖，三焦气化不利，水液潴留，泛溢肌肤，引起以眼睑、头面、四肢、腹背甚至全身浮肿为主要临床特征的一类病证。

一、水气凌心证

胡某，男，68岁，退休。

初诊日期：2012年11月1日。

主诉：反复胸闷气喘2年，再发加重1周。

刻下见：胸闷心悸气喘，动则加剧，头晕乏力，尿少，下肢水肿，形寒肢冷，精神欠佳，胃脘痞满，恶心欲呕，纳食不香，伴倦怠乏力，小便自调，舌质淡，苔白腻，脉弦滑。

治法：振奋心阳，化气利水。

处方：五苓散加减。

药物：茯苓10克，猪苓10克，泽泻10克，丹参10克，牛膝10克，益母草10克，滑石10克，白术10克，枳实10克，木瓜10克，桂枝10克，法半夏10克，制附子10克，甘草6克。上方5剂，日1剂，水煎服。

二诊：2012年11月6日。服上方5剂后复诊，自诉服上药后尿量增加，下肢水肿基本消失，气喘减轻，心悸头晕、胸闷痞满、形寒肢冷、恶心欲呕等症明显好转，舌质淡红，苔薄白脉细滑。为巩固疗效，继服上方（去木瓜、枳实）加黄芪30克，再服7剂，每日1剂。

三诊：2012年11月13日。自诉服上药后，下肢水肿消失，胸闷心悸、头晕、恶心欲呕诸症悉除，舌质红苔薄白，脉缓。再进7剂，以巩固疗效。半年后随访，未见复发。

按语：本案患者系素体虚弱，久病脾肾阳虚，津液输布失常，停痰伏饮积于胸中，阻遏心阳，故见胸闷心悸；劳则气耗，故动则气喘；眩晕尿少，下肢水肿，胃脘痞满欲呕，形寒肢冷，舌质淡红，苔白腻，脉弦滑，均为阳虚之征象。综合辨证为水肿，心阳不振，水气凌心所致。脾主土，肾主水，心主火，心火克脾土，脾土克肾水，心阳不足，不能温煦脾阳，脾阳不振，土不制水。水湿过盛反侮土，故发水肿，即水气凌心，故治宜振奋心阳，化气利水佐以健脾祛湿。本方茯苓健脾利水；猪苓利水祛湿，消水肿；泽泻利水消肿；丹参活血化瘀，通络活络；牛膝补肾强筋骨，引药下行；益母草活血通经，利水消肿；滑石利水，消六腑之热结；白术健脾祛湿，利水消肿；天麻祛风利湿，通经活络；桂枝温通心阳，通经活络；半夏燥湿祛痰；附子温经通阳，心阳通血脉，心阳火旺则助脾阳制水而消水肿；砂仁调和脾胃，治胃脘痞满欲呕；甘草健脾胃，调和诸药。全方共奏振奋心阳、化气利水之功，使诸症悉除。

二、心肾阳虚，痰瘀内结证

陆某，男，50岁，厨师。

初诊日期：2018年11月13日。

主诉：反复心悸气喘5年，加重3天。

刻下见：心悸气喘，下肢浮肿，咳嗽咳痰，痰白量中，形寒肢冷，神疲乏力，面色苍白，唇甲发绀，小便量少，患者自发病以来精神较差，纳食减少，舌质淡，苔白，脉滑涩。

治法：温补心肾，化痰祛瘀。

处方：真武汤合五苓散加减。

药物：附子6克，茯苓12克，炒白术12克，白芍12克，桂枝10克，泽泻10克，猪苓12克，葶苈子12克，法半夏12克，陈皮12克，桃仁10克，红花10克。共7剂，日1剂，水煎服。

二诊：2018年11月20日。自诉心悸气喘、咳嗽咳痰等症较前好转，下肢水肿较前明显减退，仍感乏力，进食少，故在原方基础上加黄芪15克，六神曲12克，再投7剂。

三诊：2018年11月27日。自诉下肢水肿已消退，无心悸气喘、咳嗽咳痰，饮食、小便基本恢复正常，仍稍感乏力，形寒怕冷，故去白术、白芍，桂枝易肉桂，加党参12克，再进10剂，以巩固疗效。3个月后随访，患者水肿未见再发，一般情况可。

按语：本案患者多因肾阳虚衰，气化无权，水气上犯所致。肾阳不足，肾不主水，干肺凌心，肺气上逆，故见气喘、咳嗽咳痰；阳虚则寒，故见痰白；心阳不振，鼓动乏力，则见心悸；肾阳不振，蒸腾气化无权，水液内停，泛溢肌肤，则见下肢浮肿，小便量少；心肾阳虚，形体失于温养，故见脏腑功能衰退，形寒肢冷，神疲乏力，面色苍白；血得温则行，得寒则凝，阳虚血行不畅而致瘀，故见唇甲发绀；肾阳虚，火不暖土，脾失健运，故见纳食减少；舌质淡，苔白，脉滑涩皆为心肾阳虚，痰瘀内结之象。方中附子大辛大热，温肾助阳，化气行水；猪苓、茯苓、泽泻利水渗湿，白术补气健脾以运化水湿，四者合用，既可彰健脾制水之效，又可奏输津四布之功；白芍既可利小便以行水气，又可防附子燥热伤阴；桂枝温阳化气以助利水；葶苈子泻肺平喘，利水消肿；半夏、陈皮辛温，燥湿化痰；桃仁、红花与桂枝、附子相伍，以温通血脉，活血祛瘀。诸药配伍，使心肾之阳得复，痰瘀之邪得除，本固标除，标本兼治，故可投之奏效。

三、肾虚不纳证

杨某，男，78岁，退休。

初诊日期：2017年12月5日。

主诉：反复气喘6年，再发加重1天。

刻下见：气喘日久不愈，动则喘甚，呼多吸少，气不得续，下肢跗肿，形体瘦弱，神色疲惫，汗出肢冷，患者自发病以来精神、饮食较差，舌质淡，苔白，脉沉弱。

治法：补肾纳气，温阳利水。

处方：金匮肾气丸化裁。

药物：附子12克，桂枝12克，熟地黄12克，山药20克，山茱萸12克，补骨脂12克，泽泻10克，茯苓12克，当归12克，紫河车10克，五味子10克，炙甘草6克。共7剂，日1剂，水煎服。

二诊：2017年12月12日。自诉气喘明显改善，下肢水肿较前消退，饮食量增加，仍感神疲乏力，神色疲惫，汗多，故加黄芪15克，白术12克，党参12克，再投7剂。

三诊：2017年12月19日。自诉无明显气喘，下肢水肿基本消退，饮食正常，稍感乏力，汗出减少，故继守原方，再进7剂。

四诊：2017年12月26日。自诉无气喘多汗，下肢无水肿，饮食、精神可，二便正常。本次复诊再予7剂以善其后。后随访，水肿未见再发。

按语：本案患者多属年高体迈，肺肾俱虚，导致肺失宣降，肾失摄纳所致。肺主气司呼吸，肾主纳气，保持吸气的深度，防止呼吸表浅。肺肾俱虚，功能失常，故见气喘，动则喘甚，呼多吸少，气不得续；肾气虚进一步发展成肾阳虚，导致肾阳肾气皆虚，不能蒸腾气化，水湿内停，故见下肢跗肿；肺肾气虚，固摄、温煦功能失职，故见形体瘦弱，神色疲惫，汗出肢冷；肾阳不振，火不暖土，脾失健运，故见饮食较差；舌质淡，苔白，脉沉弱皆为肺肾亏虚之象。方中附子、桂枝温肾助阳，鼓舞肾气；补骨脂、紫河车、五味子温肾助阳，纳气平喘；熟地黄滋补肾阴，益精填髓；山茱萸补肝肾，涩精气；山药健脾气，固肾精；茯苓健脾，与泽泻相伍渗利水湿；当归滋阴助阳；炙甘草调和诸药。全方配伍，共奏补肾纳气、温阳利水之功。

第二节　淋证

淋证是指以小便频繁而数量少，尿道灼热疼痛，排便不利，或小腹急痛，以腰腹为主要表现的病证。其主要表现为小便频急，淋沥涩痛，小腹拘急，腰部酸痛。石淋因膀胱湿热，久而久之，熬尿成石，而致石淋，膀胱气化失常，阻滞体液排出，不通则尿痛。

石淋——湿热下注

黄某，男，40岁。

初诊日期：2016年10月6日。

主诉：腰部酸痛半月，加重1天。

刻下见：患者自诉半月前无明显诱因出现腰部酸痛，休息后缓解，劳累加重。1天前突然疼痛加重，以绞痛为主，大汗淋漓，到当地医院就诊，彩超提示右肾多发结石，予对症处理后，症状未见明显缓解，今日到我院就诊。

入院证见：时有绞痛，腰部酸痛，舌尖红，苔黄，左关脉涩，双尺脉沉紧。

治法：清热利湿，排石通淋。

处方：石韦汤化裁。

药物：石韦15克，冬葵10克，瞿麦10克，牛膝10克，车前子10克，金钱草9克，海金沙9克，鸡内金9克，黄柏6克，大黄6克，白芍9克，木通6克，泽泻6克，甘草6克。上方4剂，水煎服，每日1剂，分两次服用。

复诊：2016年10月10日。患者仍有腰部酸痛，绞痛较前缓解，说明上方有效，守方加菟丝子9克，杜仲9克，枳壳12克，再进5剂。随诊排出多颗砂石，患者症状明显缓解，无明显腰部酸痛、绞痛等不适。

按语：经询问病史，患者平素喜辛辣饮食，湿热下注，膀胱气化不利，煎熬尿液，结为砂石而成。此方中石韦上清肺热，下利膀胱；冬葵子、瞿麦、车前子清热利尿，通淋排石；金钱草、海金沙、鸡内金利尿通淋，以助排石；甘草、白芍缓急止痛；大黄泄热；牛膝补肝肾，引热下行；枳壳破气，加强通淋的作用；木通、泽泻均有利尿的作用。几味药相合使用，在清热利尿通淋的作用下增加补益肝肾、止痛的作用，故而能够取得良好的临床疗效。

第三节 癃闭

癃闭，西医学又叫前列腺增生症，是指小便不利，尿点滴而出，甚则闭塞不痛。中医学认为，癃闭是因为肾与膀胱气化不利所致以排尿困难、排尿不畅为临床特征的一种病证。其病因病机有湿热蕴结、热邪犯肺、脾失健运、久病劳倦、情志不节、尿路闭塞等，主要治疗原则为辨证论治，通利小便。

心肾气虚证

陈某，男，85岁。

初诊日期：2017年10月9日。

主诉：反复排尿不畅10年。

刻下见：患者10年前开始出现排尿不畅，尿点滴而出，夜尿增多，排尿无力，小腹坠胀，腰膝酸软，心悸，少气懒言，乏力，耳鸣，舌淡，苔白，脉沉细弱。

治法：滋阴补肾，益气利水。

处方：知柏地黄丸加减。

药物：知母10克，黄柏10克，生地黄12克，熟地黄12克，天麻12克，天冬12克，麦冬12克，夏枯草12克，女贞子12克，葛根12克，杜仲12克，炙甘草10克。上方7剂，颗粒剂温开水冲服，每日1剂，分两次服用。

按语： 癃闭之心肾气虚证，多因肾阳亏虚，命门火衰，肾水不升，气化不及州都。心为阳，属火，居上焦；肾为阴，属水，居下焦，两脏之间有着密切联系。《周慎斋遗书》明确地指出了肾阳与肾水上承于心的生理关系，即肾水上承必须有赖于肾中命门之火的蒸动。命火不足，不能鼓舞肾水上交于心，心火上亢而致心肾不交。治以滋阴生阳，交通心肾，补益气虚。方中以知母、黄柏味苦，皆入肾经，既可降心火又可滋肾阴；生地黄、熟地黄同用加强滋阴之效；天冬、麦冬泻肺中伏火，补心气之劳伤；夏枯草气寒，入足太阳膀胱寒水经，味苦辛无毒，得地火金之味，入手少阴心经、手太阴肺经，遇火令而枯，禀金水之气独全，水制火，金平木，故专主少阳相火，尤通心气也；女贞子、杜仲补肾阳；天麻、葛根升发清阳，使肾水上济；以炙甘草调和中焦，起到承上启下之功效。全方共奏滋阴补肾、益气利水之功。

第四节　消渴

消渴是以多尿、多饮、多食、乏力、消瘦或尿有甜味为主要临床表现的病证。其基本病机归结为阴津亏耗，燥热偏胜，阴虚为本，燥热为标。病变脏腑主要在肺、胃、肾。肺主气，为水之上源，输布全身津液。若燥热伤至肺脏，而致病变有二，一则津液不能输布而直趋下行，小便次数增加；二则肺津液输布失常，口渴多饮，以上称之为上消。若脾胃受燥热之伤，胃火旺盛，脾阴不足，则口渴多饮，多食易饥；脾气虚，脾失健运，转输水谷精微失常，久而久之，形体消瘦，以上称之为中消。肾阴亏虚则虚火内生，上燔心肺则烦渴多饮；肾失濡养，开阖固摄失权，水谷精微直趋下泄，故尿多味甜，以上称之为下消。

一、上消——肺热津伤证

许某，女，71岁。

初诊日期：2013年12月5日。

主诉：反复口渴、多饮、多食、多尿10年余，消瘦6个月。

刻下见：口渴，烦渴多饮，多尿，多食，形体较消瘦，伴有头晕，肢体麻木，腿软乏力。舌红，苔薄黄，脉数。

治法：清热润肺，益气养阴。

处方：消渴方加减。

药物：太子参10克，生地黄15克，玄参12克，麦冬12克，天花粉12克，知母10克，地骨皮20克，佩兰10克，泽兰10克，黄连5克，僵蚕10克，泽泻12克，水蛭3克，桑寄生15克，玉米须15克。上方7剂，水煎服，每日1剂，分两次服用。

二诊：2013年12月12日。药服7剂后口干改善，口稍黏腻，小便基本正常，头晕、肢体麻木均明显缓解，稍有心悸。化验：空腹血糖7.7mmol/L，餐后血糖9.6mmol/L，血压140/80mmHg。舌质暗紫，舌苔黄腻，脉滑数。药已中的，守方加味复投。以12月5日方加丹参10克，菟丝子10克，鸡血藤10克，再投7剂，服法同前。

三诊：2013年12月19日。血压正常，肢体麻木基本缓解，腰酸腿软，舌质暗红，舌苔黄腻，脉小滑。复查：血糖7.1mmol/L。药服3周，三热标象得解，气阴本虚渐复，血糖控制满意，标本均得到改善，当击鼓再进。继守12月5日方去泽泻，加淫羊藿10克，丹参10克，菟丝子10克，鸡血藤10克，再投7剂，服法同前，随诊诸症改善。

按语：鉴于本案，患者以烦渴多饮，口干舌燥，舌红，苔薄黄，脉数为主，可辨为上消——肺热津伤证。发病机制多为阴津亏损，燥热偏胜，而以阴虚为本，燥热为标两者互为因果。从邪正虚实来看，邪热炽盛，正气已损，正虚主要表现为津液的亏损。方中太子参益气健脾，生津润肺；麦冬润肺生津；天花粉、玉米须消热泻火，生津止渴；桑寄生滋阴；黄连苦寒以泻心火；生地黄寒凉以凉血而生肾水；知母、玄参清热，泻火，凉血；地骨皮、佩兰清热；泽兰、僵蚕、水蛭活血化瘀；泽泻健脾，又能渗湿，补肺脾。诸药同用，一则益气，二则生津，三则滋阴，四则清热，五则升阳。肺、脾、肾三脏同治，可益气而助阳化气，亦可生津而助阴成形。消渴方加减以"阳化气，阴成形"为主要理论依据，旨在以阴阳气化的基本功能来治疗。

二、中消——胃热炽盛证

赵某，女，75岁。

初诊日期：2017年4月27日。

主诉：反复多饮、多食、多尿5年余，再发加重1周。

刻下见：反复多饮、多食、多尿，多食易饥，较前消瘦，牙痛，烦热，大便干结，舌苔黄，脉滑数。

治法：清胃泻火，养阴增液。

处方：玉女煎加减。

药物：熟地黄10克，天花粉12克，知母12克，麦冬12克，石膏12克，牡丹皮12克，牛膝6克，地骨皮6克。上方共5剂，水煎服，每日1剂，分两次服用。

二诊：2017年5月2日。服用5剂后多饮、多食、多尿较前缓解，无明显牙痛，便软易解，舌红苔白，脉滑。汤药奏效，守方加枸杞10克，再进3剂，无明显不适症状。

按语：胃经上行头面，入上齿中，阳明气火有余，胃热循经上攻，则见牙痛；热耗少阴阴精，故见烦热，苔黄。此为火盛水亏相因为病，而以火盛为主。治以清胃热为主，兼滋肾阴。方中石膏辛甘大寒，清阳明有余之火而不损阴，故为君药。熟地黄甘而微温，以滋肾水之不足，用为臣药。君臣相伍，清火壮水，虚实兼顾。知母苦寒质润，滋清兼备，一助石膏清胃热而止烦渴，二助熟地黄滋养肾阴；麦冬微苦甘寒，助熟地黄滋肾，而润胃燥；牡丹皮、地骨皮清热血，且可清心除烦，三者共为佐药。牛膝导热引血下行，且补肝肾，为佐使药，以降上炎之火，止上溢之血。全方清热与滋阴共进，虚实兼治，以治实为主，使胃热得清，肾水得补，则诸症可愈。

三、中消——气阴亏虚证

谭某，男，65岁。

初诊日期：2013年3月4日。

主诉：反复口渴、多饮、多食、多尿5年余，加重1周。

刻下见：口渴、多饮、多尿，以多食易饥为主，伴有头晕，肢体麻木，腿软乏力，形体消瘦，舌质暗紫，舌苔黄腻，脉细弦。发病后精神欠佳，体重无明显变化。

治法：益气养阴，化湿清热，活血通络。

处方：七味白术散化裁。

药物：太子参10克，生地黄15克，玄参12克，麦冬12克，天花粉12克，知母10克，地骨皮20克，鬼箭羽15克，佩兰10克，泽兰10克，黄连5克，僵蚕10克，泽泻12克，水蛭3克，桑寄生15克，玉米须15克。上方7剂，水煎服，每日1剂，分两次服。

二诊：2013年3月11日。药服7剂后头晕、肢体麻木均明显缓解，稍有心悸，口干改善，口稍黏腻，小便基本正常。化验：空腹血糖7.5mmol/L，餐后血糖8.6mmol/L，血压140/80mmHg，舌质暗紫，舌苔黄腻，脉滑数。药已中的，守方加味复投。以3月4日方加丹参12克，菟丝子12克，鸡血藤15克，再投7剂，服法同前。

三诊：2013年3月18日。血压正常，肢体麻木基本缓解，腰酸腿软，舌苔黄腻，舌质暗红，脉小滑。复查：血糖7.1mmol/L，药服3周，三热标象得解，气阴本虚渐复，血糖控制满意，标本均得到改善，当击鼓再进。继守3月11日方去泽泻，加淫羊藿10克，丹参12克，菟丝子12克，鸡血藤15克，再投7剂，服法同前，善后。

按语：糖尿病以多饮、多食、多尿、消瘦为主要临床表现，属中医"消渴"范畴。《证治准绳·消瘅》中言："渴而多饮为上消，消谷善饥为中消，渴而便数有膏为下消。"验于本案，仅见消谷善饥，故可辨以中消为主。

本案患者消谷善饥，为胃火炽热，火热消谷；舌质暗紫，舌苔黄腻，脉细弦为阴虚火旺之象，符合消渴病"阴虚为本，燥热为标"。阳明热盛，耗伤津血，无以充养肌肉，故形体消瘦，体重下降明显。阴阳互根，消渴失治，迁延日久，阴伤气耗，甚则阴损及阳，腿软乏力，怕冷即为阳虚之象；苔黄腻，尿频尿急，为内有湿热。本类患者还存在瘀血之证。阴虚燥热，津亏液少，势必不能载血循经畅行，燥热内灼，煎熬营血，则致血瘀。瘀热在里，又可化热伤阴，形成恶性循环障碍、脑供血不足等糖尿病之并发症。因此治疗消渴，当抓住气阴两虚之本，湿热、瘀热、燥热之标，标本同治。蒙老师认为，辨治消渴不能郁于"阴虚燥热"，要注意对"三热"(湿热、瘀热、燥热)的辨治，方能发挥中医辨证论治的特色。

本案病位主要在中焦，故尽量选择归中焦的药物。诚如《医学心悟·三消》所言："治中消者，宜清其胃，兼滋其肾。"药用增液汤(生地黄、玄参、麦冬)滋阴润燥，配伍太子参益气养阴以治本；用天花粉、知母、地骨皮、黄连滋阴清热，以治燥热；用黄连、佩兰、泽兰、泽泻、玉米须清中化湿，芳香悦脾以治湿热(玉米须有降糖和降压双重功效)；以鬼箭羽、水蛭、鸡血藤、丹参活血化瘀通络以治瘀热(水蛭仅3克，旨在活血，不在破血)。

综观治疗全程，用药仅1个月，气阴同补，湿热、燥热、瘀热"三热"同治，既有效地控制了血糖，而且头晕、肢麻、无力等诸症明显改善，因此克服了西药等单纯降糖而忽略并发症治疗的弊端，既治标又治本，体现了标本同治的优势。

四、下消——肾阴亏虚证

王某，女，72岁。

初诊日期：2019年1月4日。

主诉：反复口渴、多饮、多食、多尿5年余。

刻下见：反复口渴、多饮、多食、多尿，尿频量多，混浊如脂膏，腰膝酸软，乏力，头晕耳鸣，舌红少苔，脉细数。

治法：滋阴固肾。

处方：六味地黄丸加减。

药物：山茱萸10克，天花粉12克，泽泻12克，熟地黄12克，麦冬12克，太子参12克，牡丹皮12克，胡黄连6克，杜仲10克，黄芪12克，甘草6克。上方共7剂，水煎服，每日1剂，分两次服用。

复诊：2019年1月11日。服用7剂后，口干、多饮、多尿较前减少，尿频数减少，尿液较前清晰，舌淡红薄苔，脉细。药见效，继续守方去胡黄连，加怀牛膝9克，茯苓6克，再进5剂，症状明显缓解。

按语：本案患者属下消肾阴亏虚证。虚火炎上，故可见口渴、多饮；肾主固摄，肾失固摄，则见尿频，尿混浊如脂膏。方用熟地黄滋阴补肾，填精益髓为君药；辅以山茱萸滋养肝肾而固肾气为臣药，熟地黄以补肾阴为主，是以补其不足而固其本之故。泽泻淡泄肾浊，茯苓渗利脾湿，二药合用引浊邪下行起"推陈致新"之用。牡丹皮、胡黄连凉泄肝火，以利山茱萸之养肝。天花粉、麦冬滋肾阴，清虚火。太子参、黄芪补气以助肾气固摄。甘草调和诸药。纵观全方，补泄结合，开合相济，以补为主，以泄为辅，共奏滋阴补肾之功。六味地黄丸为后世壮水之主以制阳光之要剂。

五、下消——阴阳两虚证

邓某，男，82岁。

初诊日期：2016年9月27日。

主诉：反复多饮、多尿10年余，尿混浊3天。

刻下见：反复多饮、多尿，尿频，混浊如膏，面容枯瘦，腰膝酸软，四肢冰凉，皮肤干燥瘙痒，便干难解，舌白少苔，脉沉。

证候诊断：阴损及阳，肾阳衰微，肾失固摄。

治法：滋阴温阳，补肾固涩。

处方：金匮肾气丸加减。

药物：地黄10克，麦冬10克，北沙参15克，知母10克，黄柏10克，泽泻10克，山茱萸10克，黄芪15克，山药15克，青葙子10克，牛膝10克，天麻10克，火麻仁15克，甘草10克。上方共10剂，水煎服，每日1剂，分两次服用。

复诊：2016年10月7日。自诉服用上药10剂后，尿量减少，尿色较前清亮，面露微红，四肢稍温。上方奏效，守方加厚朴10克，桂枝6克，地肤子6克，再饮7剂，患者尿液清晰，大便易解，皮肤瘙痒减少。

按语：命门虚衰，不能蒸腐水谷，以充盈五脏水谷精微之所需，不能润其肺，肾失固摄，故口干、多饮，尿混浊如膏；肺无所禀，津液不能四布，皮肤、筋膜、肠道失于所养，故皮肤瘙痒，大便干硬难解。此方用金匮肾气丸加减以滋阴补肾，温肾壮阳。其中，地黄可补肾滋阴；山药、黄芪具有补益肺气、滋阴健脾的作用，同时补肾固精；桂枝可温经通络，助阳化气；牛膝可补益肝肾；山茱萸可补益肝肾；泽泻可利尿通淋，泄肾浊；麦冬、知母滋养肺胃、六腑阴津，以增液行舟；青葙子入肝经，泄肝火，止痒；黄柏清泄下焦之火，以治阴虚火旺；火麻仁性平，味甘，归脾、胃、大肠经，能润燥滑肠，滋养补虚，油脂润肠通便，还具有滋补功效。

第五节　郁病

郁病是由于情志所伤，肝气郁结，导致肝失疏泄，脾失健运，心失所养，脏腑阴阳气血失调而成，以心情抑郁、情绪不宁、胸部满闷、胸胁胀痛，或易怒易哭，或咽中如有异物梗塞为主要临床表现的一类病证。

一、肝郁气滞证

郑某，女，40岁，教师。

初诊日期：2016年11月24日。

主诉：胸部满闷、善太息半年。

刻下见：胸部满闷不舒，胁肋胀痛，精神抑郁，喜太息，反酸嗳气，经前乳房胀痛，痛经，患者自发病以来精神、睡眠一般，二便正常。舌质淡，苔薄白，脉弦涩。

治法：疏肝解郁，理气畅中，活血止痛。

处方：柴胡疏肝散加减。

药物：柴胡12克，川芎12克，香附12克，法半夏10克，瓦楞子12克，益母草12克，白芍12克，制远志12克，当归12克，枳壳10克，茯苓10克，炙甘草10克。共7剂，日1剂，水煎服。

二诊：2016年12月1日。自诉胸部满闷，胁肋胀痛，泛酸嗳气等不适较前明显改善，但精神仍比较抑郁，善太息，故在原方基础上加合欢皮12克，郁金12克，再投7剂。

三诊：2016年12月8日。自诉上述诸症基本消失，精神、饮食、睡眠可，二便正常。为巩固疗效，本次复诊再进7剂。半年后电话随访，诸症未见再发。

按语：《灵枢·平人绝谷》曰："血脉和利，精神乃居。"肝气疏泄，气机调畅，气血调和，则情志活动适度。本案患者多属肝气郁结，疏泄失职，不能调畅情志活动，而致本病。肝性喜条达恶抑郁，肝失疏泄，气机不畅，经脉不利，故见胸部满闷不舒，胁肋、乳房胀痛；女子以肝为先天，肝气郁滞，气病及血，气血不和，冲任不调，故见痛经；情志不畅，故见精神抑郁，太息；肝主疏泄，调节脾胃升降，疏泄失职，胃失通降，胃气上逆，故见反酸嗳气；舌质淡，苔薄白，脉弦涩皆为肝气郁结之象。本证肝郁气滞，其治疗应遵循"木郁达之"之旨，治宜疏肝解郁，活血止痛。方中柴胡苦辛微寒，入肝胆经，功善条达肝气而疏郁结；川芎既能行气活血，又能开郁止痛；香附疏肝行气止痛；芍药养血柔肝，缓急止痛，与柴胡配伍，养肝体，利肝用；枳壳行气止痛以疏肝理脾；半夏降胃气；瓦楞子制酸止痛；茯苓健运脾胃；远志宁心安神；益母草、当归活血调经；炙甘草调和诸药。全方配伍，行气疏肝解郁，以复肝疏泄之职，则诸症自除。

二、气郁化火证

谭某，男，31岁，工程师。

初诊日期：2018年3月20日。

主诉：口干口苦，伴胁胀2月。

刻下见：口干口苦，胁肋胀满，嘈杂吞酸，呕吐，失眠，患者自发病以来精神欠佳，二便尚可。舌质红，苔黄，脉弦数。

治法：疏肝解郁，清泻肝火，降逆止呕。

处方：百合郁金汤合左金丸加减。

药物：当归10克，白芍15克，地黄12克，麦冬12克，醋郁金10克，柴胡10克，黄连10克，百合15克，制远志10克，夏枯草12克，吴茱萸12克，甘草6克。共7剂，日1剂，水煎服。

二诊：2018年3月27日。患者诉口干、口苦、胁胀等症较前明显减轻，无呕吐，睡眠仍较差，不欲进食。故在原方基础上去黄连、吴茱萸，加酸枣仁12克，柏子仁12克，茯苓12克，白术12克，再进7剂。

三诊：2018年4月3日。患者诉无明显口干口苦、胁胀，睡眠改善，饮食增加，故本次复诊继守原方，再投7剂以善其后。3个月后随访，诸症未见再发。

按语： 本案患者多属情志不遂，气机郁滞，日久不愈，化热化火所致。肝失疏泄，胆汁上溢则见口苦；肝气横逆犯胃，导致胃失通降，胃气上逆，故见嘈杂吞酸，呕吐；肝郁化火，火热灼津，故见口干；肝火扰神，故见失眠；肝气郁滞，气机不畅，故见肝经循行之胁肋胀满不适。舌质红，苔黄，脉弦数皆为肝火内盛之象。肝性喜疏泄条达而恶抑郁，火邪内郁，肝胆之气不疏。《证治汇补》言："郁病虽多，皆因气不周流，法当顺气为先升提为次，至于降火、化痰、消积，犹当分多少治之。"故用柴胡"火郁发之"，既疏畅肝胆之气，又引诸药归于肝胆经；肝为藏血之脏，体阴用阳，肝郁化火，消灼阴血，故用当归、地黄养血滋阴，使肝火得泻，阴血不伤；黄连、吴茱萸相伍，肝胃同治，以清泻肝火为主，使肝火得清，则胃气自降；郁金苦寒，归肝胆心经，既可行气解郁，又可清心安神；百合、麦冬养阴生津，清心安神；远志养心安神；白芍养血调经，柔肝止痛，与甘草相伍，又含芍药甘草汤之意；夏枯草辛苦寒，归肝胆经，功善清肝泻火；甘草调和诸药。诸药合用，使肝火得清，气机得畅，则诸症自除。

三、痰气郁结证

唐某，女，60岁，退休。

初诊日期：2018年4月27日。

主诉：胸部闷塞、胁胀1月余。

刻下见：胸部闷塞感，胁肋胀满，精神抑郁、焦虑，咽中有异物感，无疼痛，咯之不出，咽之不下，患者自发病以来精神欠佳，睡眠尚可，进食量减少，二便调。舌质淡，苔白腻，脉弦滑。

治法：行气开郁，化痰散结。

处方：半夏厚朴汤加减。

药物：党参12克，麦冬12克，厚朴12克，五味子10克，炒白术12克，川贝母3克，半夏10克，化橘红10克，茯苓12克，昆布12克，枳壳12克，前胡10克，甘草6克。共7剂，日1剂，水煎服。

二诊：2018年5月4日。自诉胸部闷塞感、胁肋胀满较前好转，精神仍较抑郁，睡眠可，饮食基本正常，故加柴胡12克，合欢皮12克，再投7剂。

三诊：2018年5月11日。自诉无胸部闷塞感、胁肋胀满，精神抑郁明显改善，饮食、睡眠可。故本次复诊继守原方，再进7剂以善其后。3个月后随访，诸症平息，未再发作。

按语：肝喜条达恶抑郁，本案患者多属平素情志不遂，肝气郁结，导致脾失健运，肺失宣降，津液输布失常，聚而成痰，痰气搏结所致。肝失疏泄，影响肺之宣降，胸中气机不畅，故见胸部闷塞；肝气郁结，气机不畅，故见肝经循行之胁肋胀满；情志不畅，故见精神抑郁、焦虑；痰气搏结于咽部，故见咽中有异物感，咯之不出，咽之不下；肝失疏泄，影响脾胃升降，故见饮食减少。《金匮要略》云："病痰饮者，当以温药和之。"故方中半夏辛温入肺胃，功善化痰散结，降逆和胃；厚朴下气除满；二药相伍，化痰结，降逆气，痰气并治；化橘红、枳壳理气宽中，前胡降气化痰，昆布消痰软坚散结，川贝母化痰散结止咳，以增本方降气化痰散结之功；白术、茯苓健脾，以绝生痰之源；党参、麦冬、五味子皆归肺经，补肺生津，既防诸温燥化痰之品耗伤阴液，又可杜痰气郁久化热之弊；甘草调和诸药。全方配伍，使逆气得降，痰结得散，痰气并治，故疾病痊愈。

四、心神失养证

吴某，女，55岁，清洁工。

初诊日期：2018年8月7日。

主诉：精神恍惚2年余，加重1周。

刻下见：精神恍惚，多疑易惊，喜怒不定，哭笑无常，呵欠频作，难以自控，患者自发病以来，睡眠较差，饮食、二便基本正常。舌质淡，苔薄白，脉弦而细。

治法：甘润缓急，补养心神。

处方：甘麦大枣汤化裁。

药物：太子参10克，黄芪12克，白术12克，茯苓12克，大枣12克，百合12克，当归10克，熟地黄12克，浮小麦12克，杜仲12克，炙甘草10克。共7剂，日1剂，水煎服。

二诊：2018年8月14日。自诉以上诸症皆明显改善，睡眠一般，故加酸枣仁12克，柏子仁12克，再投7剂。

三诊：2018年8月21日。自诉现精神、睡眠皆基本正常，故本次复诊再予10剂，以巩固疗效。3个月后随诊，患者精神可，诸症未犯。

按语：本案患者系因忧思过度，心阴受损，肝气失和，心神失宁所致。思虑悲哀过度，耗伤阴血，心肝失养，神魄不安，则见精神恍惚，多疑易惊，睡眠差；肝失所养，气郁不舒，疏泄失常，则见喜怒、哭笑无常；阴血不足，阴不配阳，上下相引，故见呵欠频作；舌质淡，苔薄白，脉弦而细皆为心肝阴血不足之征。《灵枢·五味》曰："心病者，宜食麦。"故方中浮小麦，性味甘凉，补心养肝，益阴除烦，宁心安神。《素问·脏气法时论》曰："肝苦急，急食甘以缓之。"大枣甘温质润，益气和中，润燥缓急；黄芪甘温，生津养血；甘草甘平，补养心气，和中缓急；太子参甘苦平，健脾益气生津；当归甘辛温，归心肝经，功善补养心肝阴血；茯苓、白术健脾，以健气血生化之源；杜仲、熟地黄归肝肾经，温补肝肾，以求精血互生；百合养阴清心安神。诸药配伍，使阴血得生，心肝得养，则神魄自安，诸症自除。

五、心脾两虚证

林某，女，52岁，销售员。

初诊日期：2018年3月7日。

主诉：情绪不宁3月，加重2天。

刻下见：情绪不宁，多思善疑，失眠健忘，神疲乏力，时有头晕，面色无华，食欲减退，患者自发病以来精神一般，二便调。舌质淡，苔薄白，脉细弱。

治法：补养心脾，益气养血。

处方：归脾汤化裁。

药物：党参12克，黄芪12克，白术12克，茯苓12克，酸枣仁12克，百合12克，当归10克，熟地黄12克，制远志12克，合欢花10克，郁金12克，柏子仁12克，龙眼肉12克，炙甘草10克。共10剂，日1剂，水煎服。

复诊：2018年3月17日。自诉诸症皆明显减轻，无头晕，饮食基本正常，精神可，故再进14剂，服法同前。半年后随诊，诉情绪稳定，精神、饮食、睡眠可。

按语：本案患者多属素体脾胃亏虚，气血生化不足，加之忧思过度，劳伤心脾，以致心脾气血亏虚，心神失养，而致本病。心脾两虚，心失所养，心神不宁，故见情绪不宁，多思善疑，失眠健忘；脾气亏虚，气血生化不足，脾不升清，头面失养，故见头晕，面色无华；中气不足，脏腑功能活动减退，故见神疲乏力；脾主运化，脾气虚弱，运化功能减弱，故见食欲减退；舌质淡，苔薄白，脉细弱皆为心脾两虚之征。《黄帝内经》云："虚则补之。"心脾气血两虚之证，故治当补养心脾，益气养血。方中黄芪甘温，补脾益气；龙眼肉补脾气，养心血；党参、白术、茯苓健运脾胃，以复脾胃运化之职；酸枣仁、柏子仁、百合养心安神；制远志宁神益智；当归入心经，功善养心血；合欢花、郁金理气开郁；熟地黄补血滋阴；炙甘草调和诸药。全方配伍，使脾胃健运，气血得复，心脾得养，故心神自安。

第六节　吐血

吐血属于血证范畴，血由胃中而来，经呕吐而出，血色红或紫暗，常夹有食物残渣，称为吐血，亦称呕血。吐血之前多有胃脘不适或胃痛、恶心等症状。据其临床症状及病因病机，常见证型有：胃热壅盛、肝火犯胃、气虚血溢等。

一、胃热壅盛证

黄某，女，56岁。

初诊日期：2016年4月7日。

主诉：反复吐血3周，加重1天。

刻下见：3周前无明显诱因出现腹痛、恶心，吐出少量暗红色血，约20毫升，未予重视，期间曾呕吐3次。1天前因聚会吃火锅后，再次出现脘腹胀闷，疼痛难忍，吐血、血色紫暗，夹有食物残渣，口臭，大便黑，舌红，苔黄腻，脉滑数。

治法：清胃泻火，化瘀止血。

处方：泻心汤加减。

药物：大黄6克，黄连6克，黄芩10克，茯苓12克，山药12克，炒白术12克，竹茹（姜）10克，紫苏叶12克，法半夏10克，醋香附10克，佛手10克，甘草6克。共7剂，每日1剂，水煎饭后服，嘱其清淡饮食，忌食辛辣。

复诊：2016年4月14日。自诉服药后大便自调，腹痛较前好转，食欲差。守原方，去茯苓、半夏，加砂仁10克，乌药10克，炒枳实10克，再进14剂，每日1剂，水煎饭后服。电话随访半年，吐血未再发。

按语：《症因脉治》曰："胃中呕出名吐血，肺中咳出名咳血……咽中胃管呕出名吐血，喉中肺管嗽出名咳血，则经络分明，治法不混。"胃热壅盛多由过食辛热，或气郁化火，或邪热内侵，导致胃热炽盛，胃运亢进所致。热邪壅胃，阻滞气机，故见胃脘灼痛，喜冷拒按；胃热炽盛，胃运亢进，则见消谷善饥，渴喜冷饮；胃火内盛，浊气不降，则见口臭吞酸；火热循经上炎，则见牙龈肿痛，齿衄；热盛而伤津，则见小便短黄，大便秘结；邪热内盛，则舌红苔黄，脉滑数。该病案患者辨证为胃热壅盛之证，胃中积热，气血不和，故出现脘腹胀闷，甚则作痛；热伤血络而致吐血；胃为水谷之海，故夹杂食物；舌红，苔黄腻，脉滑数，为内有积热之象。

二、肝火犯胃证

梁某，女，87岁。

初诊日期：2017年8月31日。

主诉：反复吐血1周。

刻下见：1周前，因工作致情绪激动后出现胃痛、恶心，后吐血，血色暗红，夹有食物残渣，约100毫升，未予重视。1天前再次吐血，血色红，量约50毫升，胁肋疼痛，口干口苦，心烦易怒，寐少梦多，食欲差，舌质红绛，苔黄燥，脉弦数。

治法：凉血止血，泻肝清胃。

处方：十灰散合龙胆泻肝汤加减。

药物：大蓟9克，侧柏叶9克，茜草9克，蒲公英15克，柴胡9克，生地黄12克，杜仲15克，盐牛膝15克，女贞子15克，太子参10克，黄芪15克，炒麦芽20克，黄连6克，天花粉20克，砂仁10克，醋香附15克，盐甘草10克。共5剂，每日1剂，水煎饭后服。

复诊：2018年9月5日。自诉服药后胃痛、呕吐、吐血等症状改善，未再发吐血，咽喉干燥、疼痛，手足心热，心烦易怒，舌质红少苔，脉弦数。改用百合固金汤加减，用药：生地黄12克，熟地黄12克，砂仁6克，炒醋香附12克，炒白术12克，生稻芽12克，黄芩10克，玉竹12克，白芍15克，黄芪10克，当归10克，牡丹皮10克，甘草6克。再进7剂，每日1剂，水煎饭后服。嘱患者保持情绪平稳，避免情绪激动。

按语： 首先应辨证气出血部位和脏腑，其次辨其虚实。《明医杂著》将血证治疗归纳为治火、治气、治血三个原则。该病案患者吐血部位为胃，病机属肝气犯胃，郁而化火。治以凉血止血，泻肝清胃，方选十灰散合龙胆泻肝汤加减。复诊时因热而阴伤，出现咽喉干燥、疼痛，手足心热等症，以甘寒培元清本，不欲苦寒伤生发之气，并嘱其调畅情志。

三、气虚血溢证

江某，女，54岁。

初诊日期：2017年3月14日。

主诉：反复吐血1年余，再发加重1周。

刻下见：1年前，无明显诱因出现腹痛、吐血，量少，呈暗红色，住院治疗后好转出院，期间时有吐血，量少，时轻时重，血色暗淡，神疲乏力，心悸气短，面色苍白，舌质淡，苔薄白，脉细弱。

治法：健脾益气，摄血养心。

处方：归脾汤加减。

药物：党参10克，黄芪10克，炒白术10克，谷芽10克，茯苓10克，黄芩10克，砂仁10克，醋香附10克，蒲公英15克，柴胡6克，六神曲10克，甘草10克。共7剂，每日1剂，颗粒剂水冲饭后服。

二诊：2017年3月21日。自诉服药7剂后腹痛症状较前减轻，未诉心慌、心悸，劳累后仍易疲倦，自觉口干咽燥，咳嗽，咳痰不爽，舌诊质红少苔，脉细数。守原方，减党参、醋香附、谷芽、黄芩，加桑叶10克，枇杷叶10克，紫苏叶10克，炒枳壳10克，前胡10克，百部10克，川贝母（另包）6克，北沙参10克，共7剂，每日1剂，水煎饭后服。

三诊：2017年3月28日。自诉服药后吐血症状近日未发，但仍有口干咽燥，咽痒咳嗽，咳痰不爽。守复诊方化裁，再进7剂，每日1剂，水煎饭后服。

四诊：2017年4月4日。自诉服药后，吐血未发，咳嗽、咽痒症状较前改善，食欲差，舌诊苔厚腻。改用参苓白术散加减，用药：党参12克，黄芪12克，茯苓12克，苍术（麸炒）10克，姜厚朴10克，生稻芽10克，砂仁10克，醋香附10克，紫苏叶12克，薏苡仁15克，黄连10克，海螵蛸15克，甘草6克。共7剂，每日1剂，水煎饭后服。

按语：气虚血溢为脾统血功能失职，多由久病气虚，忧思过劳，损伤脾气，导致统血失常，血溢脉外所致。脾气亏虚，统血失常，血溢脉外，故见各种出血症状，血溢胃肠，则见吐血；脾气亏虚，则见食少、便溏、神疲乏力、少气懒言、舌淡苔白、脉细弱。该病案患者病程长，吐血诊断明确；吐血，量少，时轻时重，血色暗淡，神疲乏力，心悸气短，面色苍白，舌质淡，脉细弱皆为脾虚不运化固摄之象。故方用归脾汤化裁，治以健脾益气，摄血养心。复诊时夹杂表证，故加用桑叶、枇杷叶、紫苏叶、前胡、百部、川贝母等化痰止咳之品。四诊时有湿邪困脾之证，故改用参苓白术散化裁。此证患者需特别注意适宜饮食，忌食辛辣和烟酒，并注意慎起居，畅情志，避风寒。

第七节　紫斑

原发性血小板减少性紫癜（ITP）是由于血小板破坏过多，伴有巨核细胞成熟障碍而引起的，以血小板减少，皮肤黏膜甚至内脏出血为主要表现的一种获得性出血性疾病，又称为特发性血小板减少性紫癜。在中医学中，紫斑也称之肌衄，多数指血液溢出肌肤之间，皮肤表现青紫斑点或斑块的病证。紫斑常由禀赋不足，脾肾亏虚，外感或内伤饮食、劳倦、七情等，致脾、胃、肝、肾虚损，或虚火伤络，气虚不摄而发病，血出之后，瘀血内留，每因感邪或过劳而诱发或加重，终致本虚标实之证。

气不摄血证

张某，女，36岁。

初诊日期：2013年8月8日。

主诉：反复皮下紫斑2年，再发加重1周。

刻下见：患者自述于2年前无明显诱因出现皮下紫斑，遍及四肢及躯干各部位，经多家医院诊治为血小板减少性紫癜，予以西药治疗，病情无好转，遂来中医求治。来诊时症见：四肢及关节部位皮肤有大小不等的紫色斑点，压之不退色，伴有腹痛，大便色黑，每日6~8次，经期量多延迟，乏力，身冷，畏寒，纳少，尿黄，体重无减轻。

治法：补气养血，健脾摄血。

处方：归脾汤加味。

药物：黄芪30克，白术10克，当归10克，茯苓15克，党参15克，龙眼肉10克，酸枣仁10克，蒲黄炭10克，饴糖10克，白芍10克，远志10克，桂枝6克，木香6克，三七粉6克，藕节10克，生姜片3片，大枣5枚。上方5剂，水煎服，每日1剂，分两次服用。服药期间忌食生冷辛辣油腻之品及鱼腥发物，慎避风寒。

二诊：2013年8月13日。服上方5剂后，紫斑稍消退，大便由黑转黄，病情改善，继守上方投7剂，水煎服，服法同前。

三诊：2013年8月20日。服上药后，主症减轻，复查血小板130×10^9/L。随访1年，至今未发。

按语：《古今名医方论》提出，归脾汤方中有龙眼肉、酸枣仁、当归，所以补心也；参、芪、苓、术、草，所以补脾也。立斋加入远志，又以肾药之通乎心者补之，是两经兼肾合治矣。其药一滋心阴，一养脾阳，取乎健者，以壮子益母。然恐脾郁之久，伤之特甚，故又取木香之辛且散者，以气醒脾，使能急通脾气，以上行心阴，脾之所归，正在斯耳。

本案患者素体亏虚，经期量多，时间十几天，耗血伤阴，阴损及阳，导致气虚，气虚则脾虚，气虚不能摄血，脾虚不能统血，以致血溢脉外而成紫斑。脉证合参，辨证为脾气虚弱，气不摄血。予以归脾汤从心脾两脏治疗，方中以黄芪、人参、白术、甘草之甘温补脾益气；以酸枣仁、远志、茯苓宁心安神；当归、龙眼肉补血养心；用木香行气舒脾，以使补气血之药补而不滞，得以流通，更能发挥其补益之功。原方在临床应用时需加生姜3片、大枣5枚，意在调和脾胃，以资生化。在蒙师看来，全方的配伍特点，虽是心脾同治，但重点在治脾，因为脾是气血化生之源，补脾即可以养心，且脾气得补，则血行得到统摄，方能引血归脾，其方名为"归脾"寓意可知。另外，本方虽是气血并补之剂，但重点在益气生血。方中黄芪配当归，即寓有当归补血汤之意，使气旺血自生，血足心自养。

第八节　痤疮

痤疮，又叫毛囊炎、粉刺，好发于头面部、颈部、胸背部，多因饮食不节，过食辛辣及肥甘厚味，复感外邪，使毛囊闭塞，内热不得透达，致使血热蕴蒸于面部，或肺经蕴热，外感风邪，或脾胃湿热，内蕴上蒸于面部而形成。所以，中医治疗痤疮多以清肺热、祛风热、凉血活血之中药内服。

肺经蕴热证

陈某，女，33岁。

初诊日期：2017年7月6日。

主诉：反复面部瘙痒、红疹2月余。

刻下见：反复面部瘙痒、红疹，红肿疼痛，口干，二便正常，舌红苔黄，脉数。

治法：清肺热，止痒。

处方：导赤散合清营汤化裁。

药物：地黄15克，通草5克，淡竹叶10克，芦根12克，连翘10克，黄连6克，白茅根15克，天花粉15克，酸枣仁10克，防风10克，荆芥10克，甘草6克。上方7剂，水煎服，每日1剂，分两次服用。

二诊：2017年7月13日。症状较前缓解，皮肤瘙痒较前减弱，但仍有口干，大便干硬。继续守方加减，用药：地黄15克，通草10克，淡竹叶10克，白茅根15克，连翘15克，葛根15克，黄连6克，牡丹皮12克，厚朴10克，玉竹15克，天花粉15克，甘草6克。上方7剂，水煎服，每日1剂，分两次服用。

三诊：2017年7月20日。患者红疹、红肿热痛较前明显缓解，药物减量，守方加疏肝解郁、柔肝养阴之药，以助散火解热消肿。用药：地黄12克，通草6克，淡竹叶10克，白茅根10克，连翘10克，葛根15克，黄连10克，牡丹皮10克，升麻6克，赤芍12克，甘草6克。上方7剂，水煎服，每日1剂，分两次服用。

按语：本病属痤疮肺热证，应清肺热、止痒相配合。方中以地黄、白茅根、天花粉为君药，清热泻火，滋阴生津，消肿；黄连、连翘性寒，加强泻火；通草泄肺热；淡竹叶清热除烦；防风、荆芥祛风解表，止痒透疹；酸枣仁滋阴生津，以助止痒；甘草调和诸药。